第2版

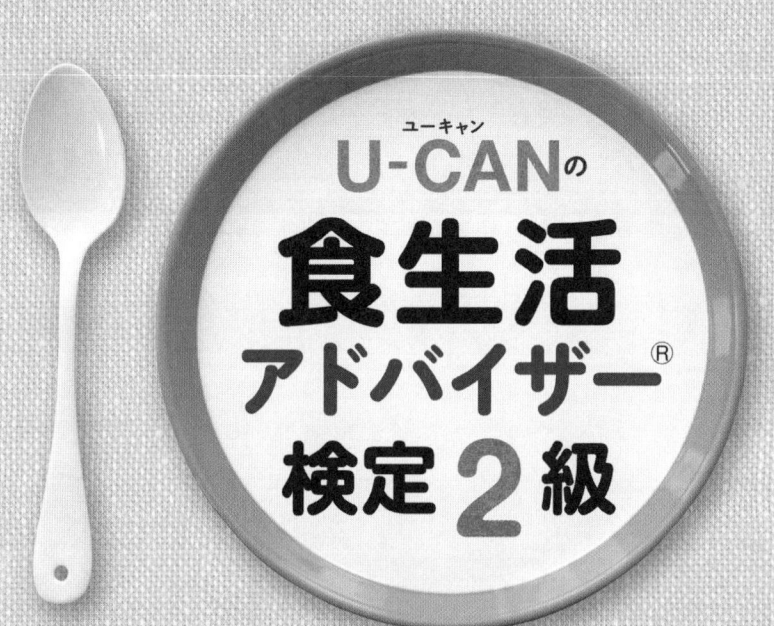

U-CANの
食生活アドバイザー®
検定2級

速習テキスト&問題集

U-CANが よくわかる！ その理由

● でるポイントを重点マスター!

■ **頻出度（A，B，Cの3段階）を表示**
過去に実施された試験問題を徹底的に分析。そのデータをもとにした頻出度を表示しています。

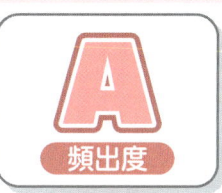

■ **キーポイントをピックアップ**
学習の『ポイント』となる部分を，各項目の冒頭にピックアップしています。

■ **赤シートを使ってチェック**
赤字になっている重要語句を，付録の赤シートを使って隠しながら，穴埋め形式でチェックできます。

● やさしい解説ですぐわかる

■ **やさしい表現と簡潔な文章**
読んですぐに理解できるよう，やさしい表現と簡潔な文章で，学習内容を解説しています。

■ **豊富なイラスト&チャート図**
学習内容をイメージで理解できるよう，イラストやチャート図，必要なデータなどを豊富に盛り込んでいます。

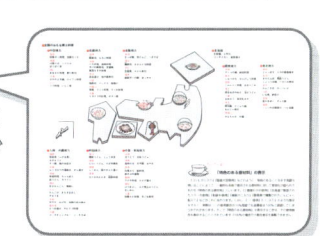

● 問題を解いて理解度アップ

■ **学習のまとめに《チェック&テストと予想模擬試験》**
各レッスン末の○×問題で，理解度をすぐにチェック。知識をしっかり定着させることができます。さらに巻末の予想模擬試験（2回分）で，試験前の総仕上げ＆実力確認ができます。

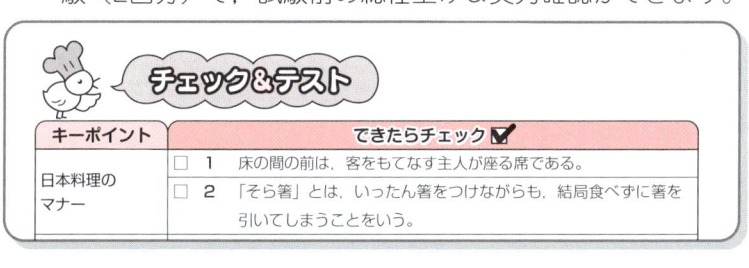

チェック&テスト

キーポイント		できたらチェック☑
日本料理のマナー	☐ 1	床の間の前は，客をもてなす主人が座る席である。
	☐ 2	「そら箸」とは，いったん箸をつけながらも，結局食べずに箸を引いてしまうことをいう。

目次

Ⓐ Ⓑ Ⓒ=頻出度

本書の使い方 …………………… 6
食生活アドバイザー®検定について
　　　　　　　………………………… 8

1章　栄養と健康

- Ⓐ 1　3大栄養素 ……………… 18
- Ⓐ 2　ビタミンとミネラル …… 24
- Ⓑ 3　代謝とダイエット ……… 29
- Ⓑ 4　運動と休養 ……………… 35
- Ⓑ 5　生活習慣病の予防 ……… 39

2章　食文化と食習慣

- Ⓐ 1　世界の料理と日本料理
　　　　………………………… 44
- Ⓑ 2　日本の行事食 …………… 49
- Ⓒ 3　郷土料理 ………………… 53
- Ⓐ 4　調理の基本 ……………… 58
- Ⓐ 5　食事のマナー …………… 64

3章　食品学

- Ⓒ 1　食品の分類 ……………… 70
- Ⓑ 2　食品の加工 ……………… 74
- Ⓐ 3　生鮮食品の表示 ………… 78
- Ⓐ 4　加工食品の表示 ………… 84
- Ⓑ 5　さまざまな食品表示 …… 90

4章　衛生管理

- Ⓐ 1　食中毒とは ……………… 96
- Ⓐ 2　食中毒の予防 ………… 102
- Ⓑ 3　食品の変質と
　　　衛生管理の手法 ……… 107
- Ⓑ 4　食の安全 ……………… 111

5章　食マーケット

- A 1 流通の機能と日本的商慣行 ………… 116
- B 2 小売業界 ……………… 122
- A 3 経営戦略と物流 ……… 127
- C 4 ミールソリューション ……………………… 132
- B 5 飲食業の経営管理 …… 138

6章　社会生活

- B 1 暮らしと経済 ………… 144
- A 2 食料自給率と貿易 …… 149
- B 3 食に関連する法規など ……………………… 154
- A 4 消費生活と環境 ……… 159
- C 5 消費生活の保護 ……… 164

予想模擬試験

予想模擬試験〈第1回〉……… 170

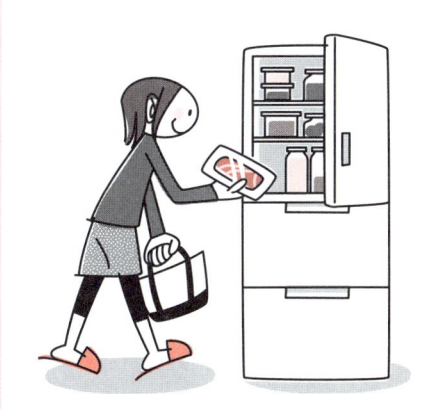

予想模擬試験〈第2回〉……… 192

索引 ……………………… 214

本書の使い方

●頻出度&学習のポイントを確認

頻出度（A，B，Cの3段階）を確認しましょう。

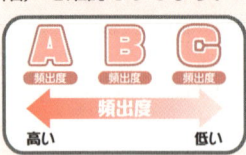

A B C
頻出度
高い ← → 低い

※頻出度は過去問題の分析がもとになっています。

各項目の冒頭にある学習の『ポイント』もチェックしましょう。

●本文を学習

欄外の記述やアドバイス，イラスト&チャート図を活用して，本文の学習を進めていきましょう。

●赤シートを使ってチェック

重要部分が赤字になっているので，赤シートを使って穴埋め形式でチェックすることも可能です。

一緒に学習しよう

松原先生：合格めざしてがんばりましょう。

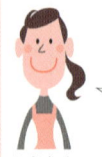

ちえさん：皆さんと一緒に学習していきます。よろしくね。

Lesson 1 暮らしと経済

頻出度 B

食生活アドバイザー®は、広い視野に立って食生活をトータルにとらえなければなりません。ここでは物価とインフレ・デフレ、税金などを学習し、「食」を取り巻く消費生活について理解を深めましょう。

1 経済主体としての家計

個人所得の総額から税金や社会保険料を差し引いた残りの金額を、可処分所得という。

(1) 経済とは

生活のために必要な物品を財といい、生活に役立つ…

社会的分業の発達した現代では、主に企業が商品の生産活動を担います。家計は消費活動を中心に行い、商品の代金を企業に支払います。また、収入を得るために企業などに労働を提供し、賃金を受け取ります。

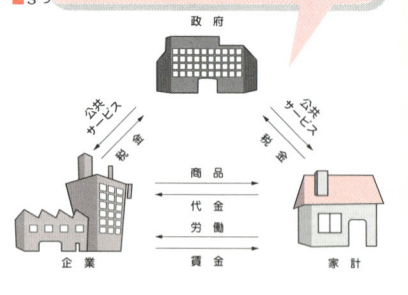

政府（国と地方公共団体）は公共サービスを提供し、企業と家計は政府に税金を払います。

イラスト&チャート図でイメージを膨らまそう

学習内容をイメージで理解できるよう、イラスト&チャート図を豊富に盛り込んでいます。

●問題にチャレンジ チェック&テスト

学習した内容を復習し，成果を確認するために，○×式の「チェック&テスト」に挑戦しましょう。

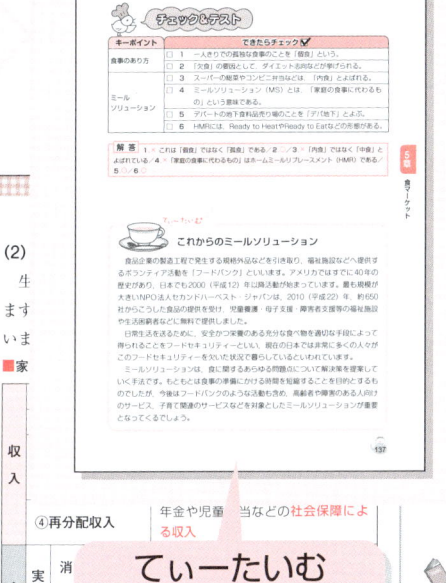

●予想模擬試験にチャレンジ！

学習の成果を確認するために，本試験スタイルの予想模擬試験（2回分）に挑戦しましょう。正答数を記録することで得意な科目，苦手な科目がわかります。苦手な科目は本文での学習にもどって理解を深め，もう一度，予想模擬試験に取り組んでみましょう。

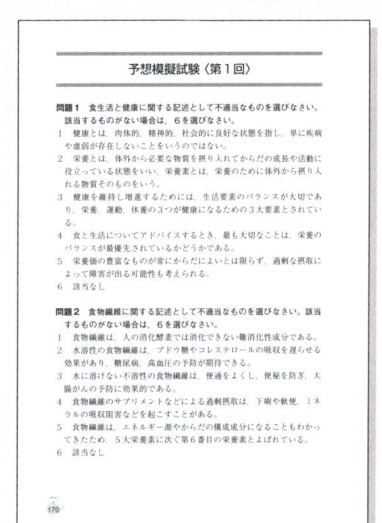

てぃーたいむ
ちょっと息抜き！食生活にまつわる楽しいコラムです。

欄外で理解を深めよう

用語
本文中に出てくる用語をくわしく解説しています。

プラスワン
本文と関連して覚えておきたい情報です。

→
関連する内容への参照ページを示しています。

食生活アドバイザー®検定について

食生活アドバイザー®とは

　食生活アドバイザー®は，「食」を通じて生活そのものを提案し，適切な指導や助言を行う**食生活全般のスペシャリスト**です。私たちは日々忙しい生活を送るなかで，「食」の大切さを忘れがちです。しかし現実には，不規則な食事，栄養の偏り，肥満や生活習慣病の増加，若い女性に見られる過度の「やせ」志向などに加え，食品の安全性の問題や海外への食料の依存など，さまざまな問題が生じています。そのため**食生活の改善**の面からも，**食の安全性確保**の面からも，みずから「食」のあり方について考えなければならない時代になっています。

　しかし，国民一人ひとりが「食」のあり方について考えるというのはそれほど容易なことではありません。そこで，食に関する幅広い見識と正確な知識を持ち，食生活について的確な提案のできる人材が，今こそ求められているのです。

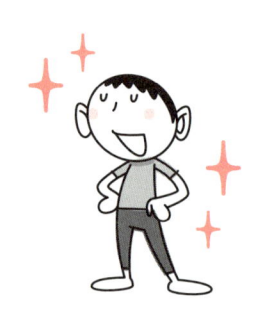

食生活アドバイザー®とは

　食生活アドバイザー®の活躍のフィールドは，家庭をはじめスーパーやデパートなどの食料品売り場，外食産業，食品メーカー，福祉施設，学校や保育所など幅広く，今後ますます活躍が期待されています。

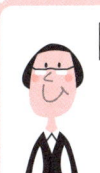

```
食生活アドバイザー® ＝ 食生活全般のスペシャリスト
                       ⇧
      「食」を通じて生活そのものを提案
                 ＋
      適切な食生活指導や助言ができる
```

　また，食生活アドバイザー®検定の目的は，「食」を通じて生活そのものについて提言できる人材の育成にあり，試験の内容も，ふだんの生活を見つめ直すところからはじまります。そのため，食生活アドバイザー®の資格を目指すということは，食と生活を結ぶスキルやキャリアのアップにつながるだけでなく，自分自身の生活を見直すためのよい機会にもなるのです。

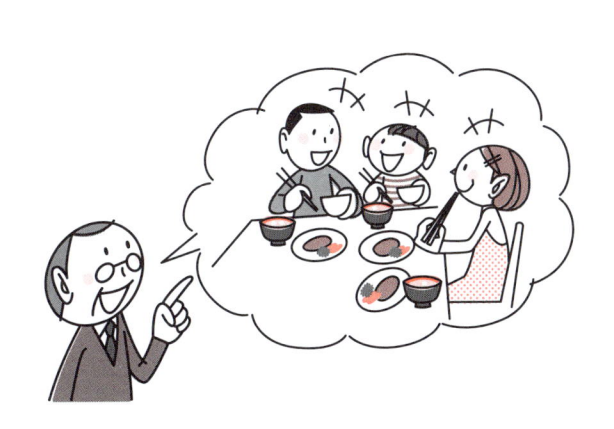

食生活アドバイザー®が活躍できる場

食にかかわるフィールドであれば，幅広く活躍できます！

家庭で

・的確な商品選択力
・家族などの健康管理
・食育の実践

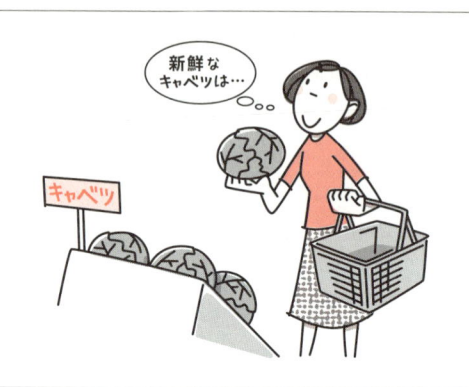

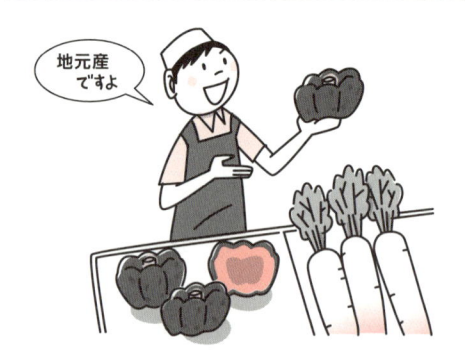

「新鮮なキャベツは…」

販売の現場で

・健康アドバイス
・食材の説明
・食べ方の提案
・食卓の提案
・販売促進提案

「地元産ですよ」

飲食の現場で

・マーケティング
・メニューの提案
・レシピの作成
・店舗運営管理
・健康アドバイス

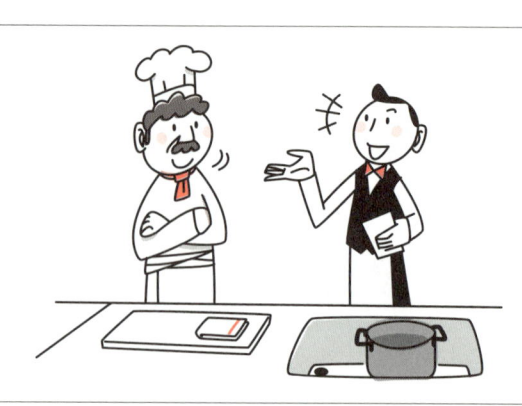

食生活アドバイザー®が活躍できる場

メーカーの現場で
・商品開発
・マーケティング
・販売促進提案
・物流管理
・在庫出荷管理
・衛生管理

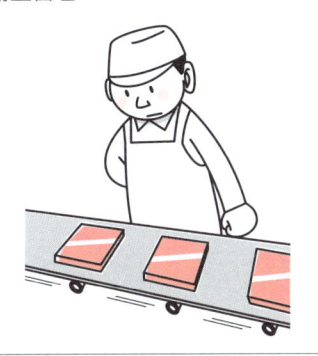

介護・医療の現場で
・健康管理 　・衛生管理
・食生活指導 ・病人別食事
・症状別食事 ・母子栄養

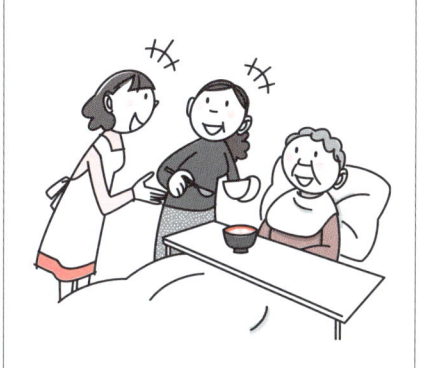

物流の現場で
・システム管理
・保管管理
・食品別の温度管理

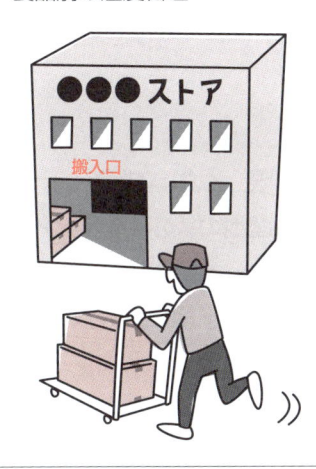

学校で
・健康管理
・安全教育
・環境教育
・食育

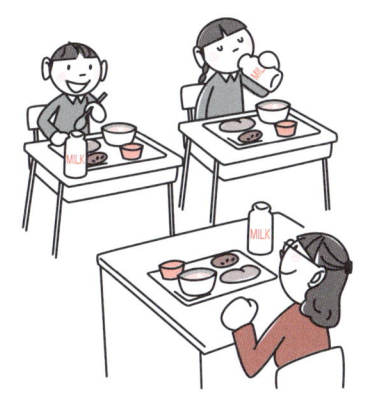

科目ごとの学習ポイント

1 栄養と健康

　健康になるための３大要素といわれる**栄養**，**運動**，**休養**のそれぞれの観点から，健康管理の基礎を学習します。

　３大栄養素の**糖質**，**脂質**，**たんぱく質**に加えて**ビタミン**，**ミネラル**について，その働きをしっかりと理解しましょう。エネルギーの過剰摂取が**肥満**や**生活習慣病**の原因となること，**エネルギー代謝**と**ダイエット**の関係，**有酸素性運動**の意味などについてもくわしく学習します。

2 食文化と食習慣

　日本人は，限りある資源と食料を活用しながら，心豊かな食事を楽しむためのさまざまなくふうをしてきました。しかし，**素材**を活かす日本古来の調理方法やバランスの取れた**日本型食生活**のすばらしさが見失われつつあります。

　一汁三菜の献立，正月や節句などの行事の際につくられる**行事食**，各地に伝えられる**郷土料理**など，伝統的な**食文化**を学習しましょう。また，食事をともに楽しむための**マナー**についても，その意味を考えながら身につけていきましょう。

3 食品学

　加工食品には期限表示（**消費期限**，**賞味期限**）や**栄養成分表示**などが義務づけられ，一方，**生鮮食品**には**名称**と**原産地**の表示が義務づけられています。食品の表示は，食の生産者および流通業者と消費者との信頼をつなぐ重要な制度なのです。**有機農産物**，**遺伝子組み換え農産物**などの表示についてもくわしく学習します。

4 衛生管理

　食中毒の原因の大部分は**細菌**などの**微生物**です。原因となるおもな微生物の特徴と食中毒の予防法をしっかり学習しましょう。

　遺伝子組み換え食品や，食品に含まれる**残留農薬**や各種の**食品添加物**。買う側の消費者には不安が残りますが，誠実に生産したものにまで疑惑がかけられ，誤った風評が広まれば，生産者にも多大な損失が生じます。遺伝子組み換え食品の表示など，ここで学習して，正しい知識を身につけましょう。

　また，食品の安全性を確保する手法のHACCPについて学習します。

5 食マーケット

　生産された商品が消費者の手にわたるまでの**流通**の役割，流通経路の多様化，**日本的商慣行**の見直しについて学びます。また，スーパーマーケットやコンビニエンスストアなどいろいろな小売業態の特徴，そこで導入されているPOSシステムや，ジャストインタイムとよばれる物流の方式などにも注目していきます。女性の社会進出や少子化や核家族化などを背景に**外食**や**中食**が成長したこと，消費者の「食」に関する問題を解決する**ミールソリューション**についても理解を深めましょう。

6 社会生活

　ここでは，**インフレ**と**デフレ**，円高や円安，循環型社会を実現するための**３つのR**など，身近な経済や環境問題などについてじっくりと学習していきます。

　また，**食品安全基本法**，**JAS法**，**食品衛生法**，**食品表示法**など食に関係する法律や，いろいろな悪徳商法から消費者を保護する制度なども重要なポイントです。日頃から新聞やテレビの報道番組，インターネットなどを通して情報を収集することも，食生活アドバイザー®の大切な仕事です。

食生活アドバイザー®検定受験ガイド

●受験資格

食生活に興味のある方なら，だれでも受験することができます。
年齢，学歴，性別などによる受験制限は一切ありません。

●試験日程

試験は年に2回実施されます。

・7月…第2日曜日
・11月…第4日曜日

願書の請求は，検定事務局（P.16）までお問い合わせください。

●試験会場

一般会場…札幌，仙台，さいたま，千葉，東京，横浜，新潟，金沢，静岡，名古屋，大阪，神戸，広島，福岡

　会場は追加や変更になる場合がありますので，くわしくは受験願書でご確認ください。なお，試験会場は受験者が選択できます。
　また，学校，大学，その他の機関などで受験する団体受験も受け付けておりますので，ご希望の場合は検定事務局までお問い合わせください。

●受験料

3 級	2 級	3級・2級併願
4,700円（税込み）	7,300円（税込み）	12,000円（税込み）

●出題形式・試験時間・合格ライン・合格率

	2 級	3 級
出題形式	六肢択一形式によるマークシート問題（42問）＋記述式問題（13問）	五肢択一形式によるマークシート問題（50問）
試験時間	午後1：30から90分間	午前10：30から90分間
合格ライン	合計点数の60％以上	合計点数の60％以上
合格率	およそ40％	およそ65％

●出題範囲

3級，2級とも共通の6科目です。ただし，3級では「消費者」の立場から食生活を見直すことを目的としています。2級は「食を提供する立場」から，食ビジネスの視点が要求される実務的な内容となっています。

科　目	出題範囲
栄養と健康 （ウェルネス上手になろう）	栄養，ダイエット，病気予防，運動，休養など
食文化と食習慣 （もてなし上手になろう）	行事食，旬，調理，献立，マナー，食の言葉など
食品学 （買い物上手になろう）	生鮮食品，加工食品，食品表示，有機食品など
衛生管理 （段取り上手になろう）	食中毒，衛生管理，予防，食品化学，安全性など
食マーケット （生き方上手になろう）	流通，外食，メニューメイキング，食品販売など
社会生活 （やりくり上手になろう）	消費経済，関連法規，生活環境，消費者問題など

● 受験手続の流れ

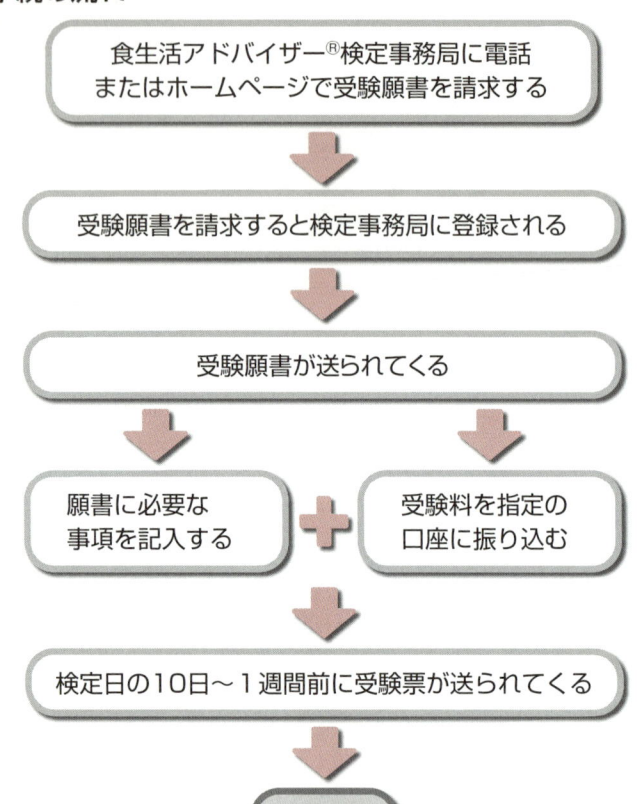

```
┌─────────────────────────────────┐
│ 食生活アドバイザー®検定事務局に電話 │
│ またはホームページで受験願書を請求する │
└─────────────────────────────────┘
              ↓
┌─────────────────────────────────┐
│ 受験願書を請求すると検定事務局に登録される │
└─────────────────────────────────┘
              ↓
┌─────────────────────────────────┐
│       受験願書が送られてくる       │
└─────────────────────────────────┘
         ↓              ↓
┌──────────────┐  ＋  ┌──────────────┐
│ 願書に必要な │     │ 受験料を指定の │
│ 事項を記入する │     │ 口座に振り込む │
└──────────────┘     └──────────────┘
              ↓
┌─────────────────────────────────┐
│ 検定日の10日〜1週間前に受験票が送られてくる │
└─────────────────────────────────┘
              ↓
          ［ 受 験 ］
```

● 受験願書請求先・受験申込み先・問合せ先

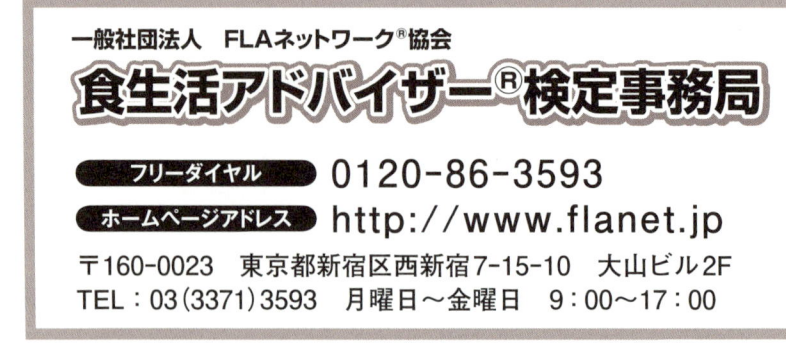

一般社団法人　FLAネットワーク®協会

食生活アドバイザー®検定事務局

【フリーダイヤル】　0120-86-3593

【ホームページアドレス】　http://www.flanet.jp

〒160-0023　東京都新宿区西新宿7-15-10　大山ビル2F
TEL：03(3371)3593　　月曜日〜金曜日　9:00〜17:00

※受験願書請求期限などが設定されていますので，くわしくは食生活アドバイザー®検定事務局または同ホームページでご確認ください。

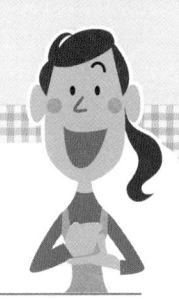

1章
栄養と健康

Lesson 1　3大栄養素 …………………… 18
Lesson 2　ビタミンとミネラル ………… 24
Lesson 3　代謝とダイエット …………… 29
Lesson 4　運動と休養 …………………… 35
Lesson 5　生活習慣病の予防 …………… 39

Lesson 1

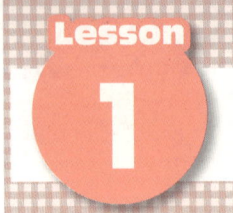

3大栄養素

A 頻出度

栄養素のうち，人間のからだにとって最も重要な糖質・脂質・たんぱく質の3種類を3大栄養素といいます。糖質を含む炭水化物から順に学習し，食物繊維や水分についても理解を深めましょう。

1 炭水化物

炭水化物は糖質と食物繊維に分けられる。糖質は，重要なエネルギー源である。

(1) 糖質

炭水化物は，炭素（C），水素（H），酸素（O）によって構成されています。エネルギー源となる**糖質**と，消化されない**食物繊維**に分かれます。糖質はエネルギー源として最も重要な栄養素であり，人間が1日に摂取する総エネルギーの50〜60％を占めます。

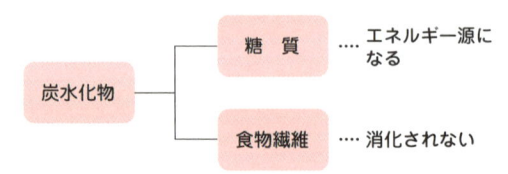

摂取された糖質は体内でブドウ糖（単糖類）に分解されて吸収されます。

```
炭水化物 ─┬─ 糖　質　…… エネルギー源になる
          └─ 食物繊維 …… 消化されない
```

プラスワン

糖質の分類

単糖類は糖質の最小単位。単糖類が2個つながると二糖類，単糖類が3〜9個つながったものは少糖類（オリゴ糖）で，多数つながると多糖類となる。

■糖質の分類

種類		特徴・構造
単糖類	ブドウ糖（グルコース）	人のエネルギー源
	果糖（フルクトース）	果物やハチミツの甘味
	ガラクトース	乳糖の成分
二糖類	ショ糖（砂糖）	ブドウ糖＋果糖
	麦芽糖（マルトース）	ブドウ糖＋ブドウ糖
	乳糖（ラクトース）	ブドウ糖＋ガラクトース
多糖類	デンプン	多数のブドウ糖で構成されている
	グリコーゲン	

糖質は体内で1g当たり **4kcal** のエネルギーを生み出します。たんぱく質や脂質と比べて消化吸収が速く，エネルギー源として即効性があります。また，糖質は**脳を活性化**させるための唯一のエネルギー源です。

ただし，摂取後すぐに利用されない糖質は肝臓などで**グリコーゲン**や脂肪として蓄えられるため，糖質の過剰摂取は肥満を招きます。

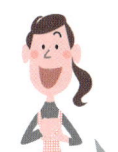

> 糖質の摂取量が消費されるエネルギーよりも多くなると，皮下脂肪として蓄積されます。

(2) 食物繊維

食物繊維は，人間の消化酵素では消化することのできない難消化性成分です。穀類，野菜類，豆類などの植物細胞壁に多く含まれていますが，動物性食品にも含まれています。消化吸収されないのでエネルギー源やからだの構成成分にはなりませんが，次のような働きが注目されています。

① 腸の有害物質を排せつし，**腸内環境を整える**
② **水溶性**の食物繊維は，ブドウ糖やコレステロールの吸収を遅らせる効果があり，**糖尿病**，**高血圧を予防**する
③ 水に溶けない**不溶性**の食物繊維は，便通をよくし，**便秘**を防ぎ，また，**大腸がんの予防**にも効果的である
④ 口の中で噛む回数が増えるため，あごの強化や虫歯の予防につながるとともに，食べ過ぎを防止する

🥄 プラスワン

食物繊維の過剰摂取
サプリメントなどによる過剰摂取は，下痢や軟便，ミネラルの吸収阻害などを起こすことがあるので注意する。なお，食物繊維を食品から摂取する場合には過剰摂取の心配は不要とされている。

■食物繊維の分類

	名称	多く含む食品
水溶性食物繊維	ペクチン	熟した果実
	グァーガム	樹皮，果樹など
	アルギン酸	海藻
不溶性食物繊維	セルロース	野菜，穀類，豆類など
	ヘミセルロース	穀類，豆類，小麦ふすま
	リグニン	ココア，小麦ふすまなど
	イヌリン	ごぼう，菊いも

1章 栄養と健康

2 脂質

脂質はエネルギー源となるほか，細胞膜やホルモンなどの材料にもなる。

(1) 脂質

炭水化物と同様，炭素（C），水素（H），酸素（O）からなる物質であり，炭素の結合構造の違いによって次の3種類に分類されます。

■脂質の分類

種類		特徴・構造
単純脂質	中性脂肪（油脂）	脂肪酸＋グリセリン
	ろう	脂肪酸＋高級アルコール
複合脂質	リン脂質	単純脂質の一部にリン酸，糖質などを含んでいる
	糖脂質	
誘導脂質	脂肪酸	コレステロール，胆汁酸，性ホルモンなどがある
	ステロール	

食品に含まれる脂質のほとんどは中性脂肪であり，エネルギー源となって1g当たり9kcalを生み出します。複合脂質と誘導脂質は，細胞膜やホルモンなどの材料となります。さらに，脂質を構成する脂肪酸は，飽和脂肪酸と不飽和脂肪酸に分類されます。

- 飽和脂肪酸 …常温で固体。バター，ラードなど動物性の脂に多く含まれる
- 不飽和脂肪酸 …常温で液体。植物性の油に多く含まれ，酸化しやすい
  - 一価不飽和脂肪酸 …オリーブ油に多く含まれているオレイン酸など
  - 多価不飽和脂肪酸
    - n－3系 … EPA，DHAのほか，菜種油などに含まれているα-リノレン酸など
    - n－6系 … ごま油，大豆油などに多く含まれているリノール酸など

用語

油脂
一般に常温で液体のものを「油（オイル）」といい，常温で固体のものを「脂（ファット）」とよぶ。

利用されない中性脂肪は体脂肪として蓄えられ，内臓を保護したり体熱の発散を防いだりします。

プラスワン

トランス脂肪酸
食感や風味，保存性向上のために，水素を添加する過程で発生する脂肪酸。マーガリンやショートニングに多く含まれる。多量摂取が心臓病のリスクを高めるため，WHO（世界保健機関）は1日の摂取量を総エネルギー摂取量の1％未満とするよう勧告している。

EPA（エイコサペンタエン酸）とDHA（ドコサヘキサエン酸）は，サンマ，イワシ，サバ，マグロなどの青背魚に多く含まれ，血液をサラサラにし，動脈硬化の予防が期待できます。

(2) コレステロール

コレステロールは誘導脂質の1つであり，細胞膜や胆汁酸，性ホルモンの材料になるなど，生命の維持には欠かせない物質です。その20〜30％は食物から摂取しますが，約70％は体内（肝臓）で合成されます。

肝臓から送り出されるコレステロール（LDL）が，肝臓へ戻るコレステロール（HDL）より多くなると動脈硬化の原因となります。そのため，LDLは「悪玉」，HDLは「善玉」とよばれていますが，血中コレステロールの基準値は130〜219mg/dlとされており，値は高すぎても低すぎてもいけません。コレステロールが多すぎると血管の内壁に沈着して動脈硬化を招きますが，少なすぎても血管がもろくなって脳出血を起こしやすくなります。

プラスワン
コレステロールの合成
毎日1000〜1500mgほどが体内(主に肝臓)で合成されている。

肉類に多い飽和脂肪酸はLDLを増加させ，脂質異常症を悪化させますが，オレイン酸は逆にLDLを減らすといわれています。

3 たんぱく質

たんぱく質はからだの構成成分となるほか，からだの調子を整え，エネルギー源にもなる。

(1) たんぱく質

たんぱく質はアミノ酸が多数結合したものであり，炭素（C），水素（H），酸素（O）のほかに窒素（N）を平均約16％含んでいます。人間に必要なたんぱく質は約10万種類とされていますが，これらは約20種類のアミノ酸の組み合わせによってつくられます。

約20種類のアミノ酸のうち，9種類は人間の体内

プラスワン
プロテイン
たんぱく質を英語ではプロテイン(Protein)という。ギリシャ語のプロティオス（「生命にとっていちばん大切なもの」という意味）が語源。

1章 栄養と健康

プラスワン

9種類の必須アミノ酸
バリン
ロイシン
イソロイシン
スレオニン
メチオニン
フェニルアラニン
トリプトファン
リジン
ヒスチジン

用語

アミノ酸価
人間にとって理想的なアミノ酸組成をもつアミノ酸評点パタンと、食品中のアミノ酸組成とを比較し、その比率によって栄養価を算定したもの。

アトウォーター係数
食品に含まれる栄養素が燃焼するときに発生する1g当たりのエネルギー量。エネルギー代謝の研究者であったアトウォーターが定めた。

で合成することができず、食物から摂取しなければなりません。これを必須アミノ酸といいます。

また、たんぱく質は動物性たんぱく質（肉類、魚類、卵、牛乳、乳製品など）と植物性たんぱく質（豆類、大豆加工品など）に大別されます。栄養価の比較をアミノ酸価で行った場合、植物性たんぱく質は動物性たんぱく質よりも低い傾向にありますが、米と魚など食品を組み合わせることでアミノ酸価を大きく改善することができます。これをたんぱく質の補足効果といいます。

たんぱく質は、筋肉、内臓、皮膚、つめ、歯、毛髪、血液、ホルモンなどの材料になるとともに、ビタミンやミネラルと同じく、からだの調子を整える働きもします。また、1g当たり4kcalのエネルギーを生み出します。

(2) アトウォーター係数

各栄養素から発生する1g当たりのエネルギー量は、糖質が4kcal、脂質9kcal、たんぱく質4kcalです。これらの係数を使って、食品や献立の熱量を求めることができます。

例）ある食品に糖質5g、脂質10g、たんぱく質20gが含まれている場合、この食品のエネルギーは何kcalか。

それぞれの重量（g）×係数（kcal/g）を合計します。

　①糖質･･･････　5（g）×4（kcal/g）
　②脂質･･･････10（g）×9（kcal/g）
　③たんぱく質･･･20（g）×4（kcal/g）

①＋②＋③
　＝（5×4）＋（10×9）＋（20×4）
　＝ 20＋90＋80 ＝ 190　　　答え　190kcal

4 水分

> 水分そのものは栄養素ではないが，栄養素の運搬や老廃物の排せつなど重要な役割を果たしている。

水分は人間の体重の約 **60%** を占め，体内で次のような重要な役割を果たしています。

①血液として，栄養素やホルモンを輸送する
②体内の老廃物を溶かし，尿として排せつする
③発汗による体温調節（体温の上昇を抑える）

また，水分の1日の摂取量と排出量は，以下のようにバランスが保たれています。

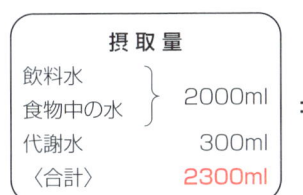

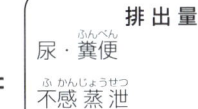

摂取量		排出量	
飲料水 食物中の水	2000ml	尿・糞便	1300ml
代謝水	300ml	不感蒸泄	1000ml
〈合計〉	**2300ml**	〈合計〉	**2300ml**

プラスワン
水分の役割
左のほかに，消化液の分泌，体液のpH調整などの働きもしている。

用語
不感蒸泄
発汗以外の皮膚や呼吸からの水分喪失のこと。

> 大量の汗をかいた場合には，排出量が増えて水分不足となるため，失われた水分を補給する必要があります。

チェック＆テスト

キーポイント		できたらチェック ☑
炭水化物	□ 1	炭水化物は，糖質と食物繊維とに分けられる。
	□ 2	食物繊維は，植物性食品にしか含まれていない。
脂質	□ 3	不飽和脂肪酸は，植物の油に多く含まれている。
	□ 4	HDLコレステロールは「悪玉コレステロール」とよばれている。
たんぱく質	□ 5	必須アミノ酸とは，体内で合成できるアミノ酸のことである。
	□ 6	たんぱく質および糖質は，どちらも1g当たり4kcalのエネルギーを生み出す。
水分	□ 7	水分は，栄養素の1つとして扱われている。

解答 1.○／2.× 食物繊維は植物性食品だけでなく動物性食品にも含まれている／3.○／4.× HDLは「善玉」で，LDLが「悪玉」／5.× 必須アミノ酸は体内では合成できないアミノ酸である／6.○／7.× 栄養に関係する重要な役割を果たしているが，栄養素としては扱われない

Lesson 2 ビタミンとミネラル

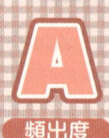

A 頻出度

ビタミンは，からだの発育や活動を正常に機能させる「潤滑油」のような役割をする栄養素です。また，ミネラル（無機質）はからだの調子を整えるほか，からだの構成成分にもなる栄養素です。

1 ビタミン

脂溶性ビタミンは A，D，E，K の4種類であり，水溶性ビタミンはビタミン B 群と C の9種類。

(1) ビタミンとは

ビタミンは右ページの表のように，体内の**生理作用**を調節したり，他の栄養素の働きを高めるなどの役割を果たす栄養素です。エネルギー源やからだを構成する成分にはなりません。

mg や μg（マイクログラム）といった微量で働くことが特徴ですが，人間の体内ではビタミンを合成できない（合成されても十分な量ではない）ため，**食物から摂取**する必要があります。

(2) 脂溶性と水溶性

① **脂溶性ビタミン**（ビタミン **A，D，E，K**）

油脂に溶けやすい性質のビタミンです。脂溶性ビタミンは体内に蓄積されるため，特にサプリメントによる**過剰摂取**に注意しなければなりません。

② **水溶性ビタミン**（ビタミン **B 群**および **C**）

水に溶けやすいビタミンです。水溶性ビタミンは，必要な量以外は尿と一緒に体外に排せつされるため，過剰摂取の心配はありません。

用語

μg（マイクログラム）
1 μg は 1 mg のさらに 1000 分の 1 の重さである（1 g の 100 万分の 1 の重さに当たる）。

サプリメントとして売られているビタミン剤に頼りすぎると，食物からビタミンを吸収する力まで減少してしまいます。

Lesson 2　ビタミンとミネラル

■ビタミンの種類と特性

種類		主な作用	多く含む食品	主な欠乏症
脂溶性ビタミン	A	・視力や目の角膜を正常に保つ ・発育や成長を促進する	レバー，ウナギ，バター，緑黄色野菜など	夜盲症，角膜や皮膚の乾燥，発育不全
	D	・カルシウムの吸収を助ける ・骨や歯の形成	カツオ，マグロ，イワシ，サケ，きのこ類など	骨粗しょう症，骨や歯の発育不全
	E	・がんや老化を防止する ・生殖機能の正常化に関係する	アーモンド，ひまわり油，コーン油，胚芽など	溶血性貧血，不妊
	K	・血液を凝固させる	納豆，ひじきなど	頭蓋内出血，血が止まりにくくなる
水溶性ビタミン	C	・コラーゲンの生成を助ける ・コレステロール値を下げる	新鮮な果実，緑黄色野菜，いも類など	疲労感，脱力感，皮下出血，壊血病
	B_1	・糖質をエネルギーに変える ・食欲を増進させる	豚肉，豆類など	脚気，食欲不振
	B_2	・皮膚や粘膜を健康に保つ ・栄養素の代謝を助ける	レバー，アーモンド，卵，ウナギなど	口角炎，口内炎，口唇炎，皮膚炎，発育不良
	B_6	・アミノ酸の代謝を促進する ・皮膚を健康に保つ	マグロ，サケ，牛レバーなど	皮膚炎，口内炎，貧血，手足のしびれ
	B_{12}	・赤血球の生成を助ける ・貧血の防止	シジミ，鶏レバー，たらこなど	悪性貧血
	ナイアシン	・栄養素の代謝を助ける ・脳神経の働きを助ける	レバー，カツオ，サバ，豆類など	皮膚炎，神経症状
	パントテン酸	・糖質や脂質を分解する	レバー，納豆など	成長不良，副腎機能の低下
	ビオチン	・皮膚を健康に保つ ・白髪や脱毛を防ぐ	レバー，イワシなど	皮膚炎，筋肉痛
	葉酸	・造血作用に関係する ・皮膚を健康に保つ	レバー，肉類，卵など	貧血

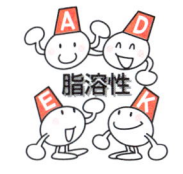

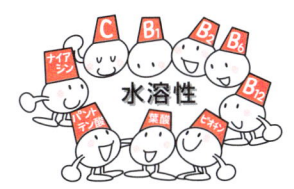

1章　栄養と健康

1章 栄養と健康

2 ミネラル

> 日本人は，鉄とカルシウムは摂取不足に，ナトリウムとリンは過剰摂取になりがちである。

(1) ミネラルとは

からだを構成する元素のうち，炭素，水素，酸素，窒素の4種類で体重の約96％を占めますが，これ以外の元素を総称してミネラル（無機質）といいます。

ミネラルには大きく分けて2つの働きがあります。

① からだの調子を整える…生体機能の調節をしたり，酵素の働きを助けたりする

② からだの構成成分になる…骨や歯，血液，筋肉，臓器などの成分になる

(2) ミネラルの摂取

ミネラルは微量で作用し，それぞれが重要な機能を果たします。しかし，人間の体内では合成できないため，食物から摂取する必要があります。

特に日本人の場合は，鉄（Fe）とカルシウム（Ca）の摂取不足が指摘されています。鉄分の不足は貧血を招きやすく，また，カルシウムが不足するとイライラしたり，骨がもろくなったりする原因になります。

逆に，ナトリウム（Na）とリン（P）は過剰摂取になりがちです。ナトリウムは高血圧症を引き起こしやすく，ナトリウムを含む塩分の摂取目標は1日男性8g未満，女性7g未満とされています。また，リンは加工食品に多く含まれており，摂りすぎるとカルシウムの吸収を妨げます。

ミネラルは，欠乏症による影響だけでなく，過剰症（過剰摂取による副作用）にも注意しましょう。

用語

必須ミネラル
ミネラルのうち，人の体内に存在し，栄養素として欠かせないことが確定しているものを必須ミネラルという。現在は16種類であるが，今後の研究で増える可能性もある。次のページには主なものを掲げている。

鉄の1日の摂取基準については，月経や妊娠などの理由から，女性のほうが男性より高く設定されています。

Lesson 2 ビタミンとミネラル

■ 主な必須ミネラルの種類と特性

種類	主な作用	多く含む食品	不足したとき
カルシウム (Ca)	・骨や歯の構成成分となる ・精神を安定させる ・高血圧症や動脈硬化の予防	小魚, 乳製品, 海藻, 豆類, ごまなど	・イライラする ・骨粗しょう症 ・筋肉のけいれん
リン (P)	・骨や歯の構成成分となる ・エネルギーを蓄える ・細胞膜を構成する	ワカサギ, 煮干し, 乳製品など	・歯槽膿漏(しそうのうろう) ・骨が弱くなる
ナトリウム (Na)	・細胞の浸透圧を維持する ・体液のpHを調節する ・神経の刺激伝達作用	食塩, コンソメスープの素, みそ, しょうゆなど	・血圧が下がる ・疲労しやすい
カリウム (K)	・血圧を正常に保つ ・筋肉の動きをよくする	干し柿, いんげん, 枝豆, 納豆など	・血圧が上がる ・夏バテしやすい
鉄 (Fe)	・ヘモグロビンの成分となる ・疲労を防ぐ ・成長を促進する	レバー, ほうれんそう, 小松菜など	・貧血 ・集中力や思考力の低下
マグネシウム (Mg)	・体温や血圧を調整する ・精神を安定させる ・心臓の筋肉の動きをよくする	カシューナッツ, アーモンド, 落花生など	・イライラしやすい ・不整脈を起こしやすい
亜鉛 (Zn)	・味覚や嗅覚を正常に保つ ・コラーゲンの合成に関わる	カキ, ホタテ貝, レバーなど	・味覚異常 ・髪が抜けやすくなる
ヨウ素 (I)	・甲状腺ホルモンの構成成分 ・発育を促進する	海藻類, 魚介類など	・甲状腺腫 ・発育不良
イオウ (S)	・たんぱく質の構成要素になる ・皮膚, つめ, 髪を健康にする	卵, チーズなど	・皮膚炎 ・つめがもろくなる
マンガン (Mn)	・骨の形成に不可欠 ・生殖機能の維持	玄米ごはん, アーモンド, 大豆など	・骨の発育不全 ・生殖能力の低下

1章 栄養と健康

1章 栄養と健康

3 栄養と栄養素

> 3大栄養素（糖質・脂質・たんぱく質）にビタミンとミネラルを加えて5大栄養素という。

栄養とは体外から必要な物質を取り入れて，からだの成長や活動に役立たせる働き（または役立っている状態）をいいます。これに対して，**栄養素**とは，栄養のために体外から取り入れる物質をいいます。

5大栄養素の働きをまとめておきましょう。

> 食物繊維（→ P.19）も重要な働きをすることから「第6の栄養素」とよばれることがあります。

■5大栄養素の役割

	エネルギー源	からだの構成成分	生理作用の調節
糖質	○	—	—
脂質	○	○	—
たんぱく質	○	○	○
ミネラル	—	○	○
ビタミン	—	—	○

チェック&テスト

キーポイント	できたらチェック ✓	
ビタミン	□ 1	脂溶性ビタミンは，ビタミンA・D・E・Cの4種類である。
	□ 2	ビタミンKには，血液を凝固させる作用がある。
	□ 3	ビタミンB_1が欠乏すると，口内炎を引き起こしやすくなる。
ミネラル	□ 4	ミネラルは，からだの構成成分になる。
	□ 5	日本人は，ナトリウムやリンの摂取が不足気味である。
	□ 6	カルシウムには，精神を安定させる作用がある。
	□ 7	亜鉛が不足すると，味覚異常を招くことがある。

解答 1.× ビタミンCは水溶性。脂溶性ビタミンはA・D・E・Kの4種類である／2.○／3.× 口内炎はビタミンB_2の欠乏症。ビタミンB_1の欠乏は脚気を引き起こす／4.○／5.× ナトリウムとリンは過剰摂取の傾向にある。摂取不足なのは鉄とカルシウム／6.○／7.○

Lesson 3 代謝とダイエット

B 頻出度

ここでは，食物の消化と吸収，エネルギー代謝，そしてダイエットについて学習します。基礎代謝量の意味や特徴が重要です。また，肥満の原因から正しいダイエットとは何かを考えてみましょう。

1 消化と吸収

消化には，機械的消化，化学的消化，生物学的消化の3種類がある。

(1) 消化とは

食物を構成する糖質，脂質，たんぱく質は，複雑な構造をした大きな分子（粒）なので，そのままの状態では体内に取り込めません。そこで，栄養素を体内に吸収しやすくするため，細かく分解する必要があります。この働きを消化といいます。消化された栄養素は，ほとんどが小腸で吸収されます。

消化の作用は次の3つに分けられます。

①**機械的消化**
口の中で咀嚼（そしゃく）され，消化管内で混和・かく拌・運搬されること。消化管とは食物が消化されながら通る管であり，口→食道→胃→小腸（十二指腸・空腸・回腸）→大腸→肛門の順につながっています。

②**化学的消化**
消化液に含まれている消化酵素の働きにより，食物を体内に吸収しやすい物質に分解すること。

③**生物学的消化**
腸内細菌により，発酵分解されること。

> 大部分の栄養素は小腸で吸収され，大腸では主に水分が吸収されます。

用語

咀嚼
口に入れて噛み砕くこと。咀嚼された食物は，消化管による収縮（ぜん動運動）によって胃に送られていく。

(2) 消化の過程

食物が口から摂取され，消化吸収されて，便として排せつされるまでには，**24〜72時間（1〜3日）**かかるとされています。消化酵素の働きを中心に消化の過程をまとめておきましょう。

■消化液と消化酵素の働き

消化液 （分泌器官）	消化酵素	消化酵素の働き
唾液（口）	アミラーゼ	デンプン→麦芽糖
胃液（胃）	ペプシン	たんぱく質→ペプトン
すい液 （すい臓）	アミラーゼ	デンプン→麦芽糖
	マルターゼ	麦芽糖→ブドウ糖
	トリプシン	たんぱく質→アミノ酸
	リパーゼ	脂肪 →脂肪酸＋グリセリン
胆汁（肝臓）	—	リパーゼの働きを助ける
腸液（小腸）	マルターゼ	麦芽糖→ブドウ糖
	ペプチターゼ	ペプトン→アミノ酸

> **プラスワン**
> **すい液と胆汁**
> 小腸の胃に続く部分を十二指腸といい，ここでは，すい臓から分泌されるすい液と，肝臓から分泌される胆汁が出される。胆汁は消化酵素を含まないが脂肪の分解に役立つ。

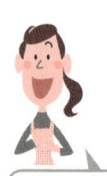

2 エネルギー代謝

> エネルギー代謝量は，基礎代謝量，安静時代謝量，運動時代謝量に区別される。

(1) 代謝とは

代謝とは，栄養素を摂取して体内で活用し，不要物を排出するまでの過程をいいます。3大栄養素である糖質・脂質・たんぱく質がいずれもエネルギーを発生することはすでに学習しましたが，エネルギーを摂取したり消費したりすることを中心にして代謝をとらえた場合を**エネルギー代謝**といいます。

> 私たちはエネルギーがなければ，からだを動かすことも頭を働かせることもできません。

(2) エネルギー代謝量

エネルギー代謝量には次の3つの段階があります。

①基礎代謝量

何もせず，ただ横になっている状態において消費されるエネルギー量のこと。生命維持のために消費される最低限のエネルギーといえます。20歳代男性で1日約1300～1600kcal，20歳代女性で約1100～1200kcalとされています。

基礎代謝量には次の特徴があります。

- からだの表面積に比例して高くなる
- 男性のほうが，女性より高い
- 若者のほうが，高齢者より高い
- 冬（寒いとき）のほうが，夏（暑いとき）より高い
- 体重が同じならば，筋肉量の多いほうが高い

②安静時代謝量

座った姿勢で休息している状態において消費されるエネルギー量です。座る姿勢を保持するための緊張エネルギー量を基礎代謝量に加えたものであり，基礎代謝量の約1.2倍になります。

③運動時代謝量

安静時代謝量に，身体活動（運動や作業）のためのエネルギー量を加えたものです。

■3段階のエネルギー代謝量の関係（例・20歳男性）

①基礎代謝量　　　→　1500kcal
②安静時代謝量　　→　1800kcal
③運動時代謝量　　→　2300kcal

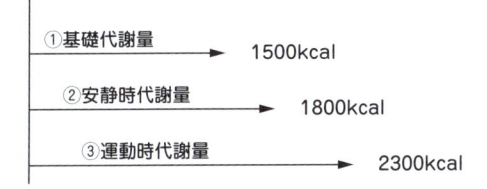

カロリーはエネルギーの単位にすぎませんが，「カロリーの摂りすぎ」などと，一般にはエネルギーと同じ意味で使われています。

プラスワン

カロリーとジュール
カロリーは熱量またはエネルギーの単位として日本では広く使われているが，国際的にはジュールという単位が用いられる。

睡眠中の基礎代謝量は，起きている時より下がります。

1章 栄養と健康

3 肥満とダイエット

> ダイエットの鉄則は，摂取エネルギーの減少と，消費エネルギーの増加を同時に行うこと。

(1) 肥満とその原因

肥満とは，体内に脂肪が過剰に増加した状態をいいます。一般には，標準体重よりも10%以上重くなると軽い肥満とみられます。しかし，筋肉の発達によって体重が重くなった場合は肥満とはいいません。また逆に，やせているように見えても「隠れ肥満」かもしれません。体重や見た目だけで肥満かどうかを判断することはできません。

では，肥満の原因とは一体何でしょう。

食物から得るエネルギーを摂取エネルギー，生きて活動するためのエネルギーを消費エネルギーといい，この2つが等しければ望ましい状態といえます。ところが，摂取エネルギーが消費エネルギーを上回ると，余った分が脂肪として体内に蓄えられてしまいます。これが肥満の原因です。

■肥満の原因

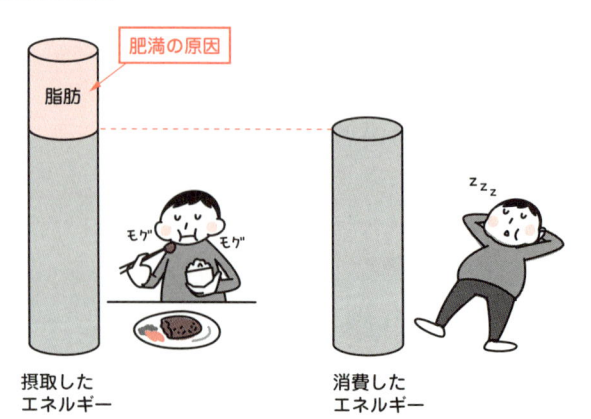

摂取したエネルギー／消費したエネルギー／肥満の原因（脂肪）

用語

隠れ肥満
体重は正常で，見た目にも太っているように見えないが，体重に対して占める脂肪の割合（体脂肪率）が高い状態をいう。

プラスワン

体脂肪
体内に蓄えられた脂肪を体脂肪といい，次の3種類に分けられる。
①皮下脂肪
②内臓脂肪
③血中脂肪

Lesson 3　代謝とダイエット

(2) 誤ったダイエット

　肥満を解消しようと食事制限だけによるダイエットをしても，筋肉が減り，脂肪が増えていきます。このような悪循環のことをヨーヨー現象といい，やせにくく太りやすいからだになっていきます。

①食事を抜く（または必要以上に食事の量を減らす）

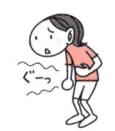

↓

②元気がなくなり，からだを動かさなくなる

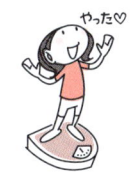

↓

③筋肉が落ち，基礎代謝量も減る

↓

④脂肪よりも筋肉のほうが重いので，一時的に体重が減る

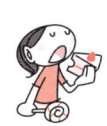

↓

⑤安心して以前のように食べると，からだは飢餓状態を感じているため，栄養素をすぐに脂肪にして蓄えようとする

↓

⑥基礎代謝が減ったため，脂肪が燃えにくい体質になる

↓

⑦脂肪が増えて（リバウンド），また①に戻る

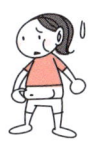

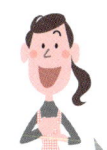

体重を減らすことだけにとらわれて食事制限をすると，ダイエットは失敗します。

プラスワン

拒食症と過食症

極端なダイエットから拒食症に派生する場合がある。むちゃ食いやおう吐など異常な食行動をくり返し，拒食から過食へ移行することが多い。標準体重を20％以上下回った場合は，神経性無食欲症と診断されることがある。

(3) 正しいダイエットとは

　肥満は（エネルギー摂取量）＞（エネルギー消費量）が原因でした。しかし，エネルギー摂取量を減らすだけでは誤ったダイエットになる可能性があるので，エネルギー摂取量を減らすだけではなく，同時にエネル

1章　栄養と健康

1章 栄養と健康

ギー消費量を増やすことがダイエットの鉄則です。
　エネルギー消費量の中身はエネルギー代謝量です。エネルギー代謝のうち，基礎代謝は筋肉量が多いほど基礎代謝量が増えることが特徴です。筋肉量が増えれば基礎代謝量が上昇し，運動していないときでもエネルギー消費量が増えるようになるのです。

基礎代謝量
→ P.31 参照

減量は1か月に2kg以内のペースとするなど，短期間で急激に減量しないことも大切です。

■ 正しいダイエット

エネルギー摂取量を減らす
・早食いをやめ，ゆっくりと，よくかんで食べる
・間食と夕食の大食いをやめる
・油脂類を控えめにする
エネルギー消費量を増やす
・車の使用を控える，電車の中で立つ，階段を使うようにするなど，からだを動かすことを心がける
・1日に20分以上，運動をする

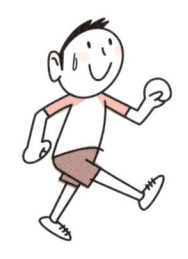

チェック＆テスト

キーポイント			できたらチェック ✓
消化と吸収	□	1	機械的消化とは，消化酵素の働きで栄養素を分解することをいう。
	□	2	唾液には消化酵素が含まれていない。
エネルギー代謝	□	3	基礎代謝量とは，何もせず，ただ横になった状態において消費されるエネルギー量のことをいう。
	□	4	基礎代謝量は，安静時代謝量の約1.2倍ほどになる。
肥満とダイエット	□	5	肥満の原因は，エネルギー摂取量がエネルギー消費量を上回ることにある。
	□	6	ダイエットとは，エネルギー摂取の減少に専念することである。

解答　1.× これは機械的消化ではなく，化学的消化の説明／2.× 唾液にはデンプンを分解するアミラーゼという消化酵素が含まれている／3.○／4.× 安静時代謝量が基礎代謝量の約1.2倍である／5.○／6.× エネルギー摂取の減少とエネルギー消費の増加を同時に行うことが大切である

Lesson 4 運動と休養

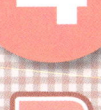

B 頻出度

「健康」ということばの意味を理解し，健康になるために必要とされる運動と休養について考えましょう。有酸素性運動と無酸素性運動の違い，運動の効果，消極的休養法と積極的休養法の区別が重要です。

1 健康とは

健康になるための3大要素は，栄養，運動，休養の3つである。

WHO（世界保健機関）では，健康を次のように定義しています。

> 健康とは，**肉体的**，**精神的**，**社会的**に完全に良好な状態であって，単に疾病や虚弱が存在しないことではない。

つまり，肉体的な健康だけでなく，精神的にも社会的にも健全な状態であってこそ，本当の健康であるということです。

健康を維持し増進するためには，これまで学習してきた栄養素の摂取だけでなく，規則正しい生活における適度な運動や十分な休養など，生活要素のバランスが大切です。特に**栄養**，**運動**，**休養**は，健康になるための3大要素とされています。

2 運動

有酸素性運動は脂肪を燃焼させ，無酸素性運動は糖質を分解する。

(1) 健康づくりにおける身体活動の意義

身体活動とは，安静時よりも多くのエネルギーを消

プラスワン

精神的健康
精神疾患がないだけでなく，こころの状態が安定し，日常生活を意欲的に過ごすことができる状態。

社会的健康
周りの人たちとの関係を良好に保ち，個人としての役割や存在意義を認識できる状態。

1章 栄養と健康

プラスワン
「健康づくりのための身体活動基準2013」
「健康づくりのための運動基準2006」を改訂して，2013（平成25）年に策定された。

用語
ロコモティブシンドローム（ロコモ）
骨や関節の病気，筋力やバランス能力の低下により転倒・骨折しやすくなることで，自立した生活ができなくなり，介護が必要となる危険性が高い状態。

用語
エアロビクス
有酸素性運動そのものを指すことばだが，エアロビクスダンスとよばれる全身を使ったダンス形式の有酸素性運動の略語として使われることもある。

費するすべての動作をいい，日常生活における労働，家事，通勤・通学等の「生活活動」と，体力の維持向上を目的として計画的・継続的に実施される「運動」に分けられます。厚生労働省は，身体活動を増やすことで生活習慣病や加齢に伴う生活機能低下（ロコモティブシンドローム，認知症等）のリスクを下げられるとして「健康づくりのための身体活動基準2013」を策定しており，全年齢層における方向性として次のような考え方を示しています。

> 〈身体活動（生活活動・運動）の考え方〉
> 現在の身体活動量を少しでも増やす。たとえば，今より毎日10分ずつ長く歩くようにする
> 〈運動の考え方〉
> 運動習慣をもつようにする。具体的には30分以上の運動を週2日以上行う

（2）有酸素性運動と無酸素性運動

①有酸素性運動（エアロビクス）

ウォーキングや軽いジョギング，サイクリングなど比較的弱い力が継続的に筋肉にかかる運動です。酸素を使って体脂肪を燃焼することによりエネルギーを生み出します。運動の開始後20分ほどで皮下脂肪や内臓脂肪が消費されるようになるため，20分以上継続すると肥満の解消に効果があります。

②無酸素性運動（アネロビクス）

短距離走や筋力トレーニングなど，短時間に強い力を発揮する運動です。無酸素性運動では酸素を使わず，グリコーゲン（糖質）を分解することによってエネルギーを生み出します。脂肪は消費しませんが，筋肉がつくことで基礎代謝量が上がるため，肥満の解消にも

Lesson 4　運動と休養

つながります。

　ただし，糖質を分解するときには**乳酸**という物質が生じ，これが筋肉に多量に蓄積すると筋肉の収縮が妨げられるため，無酸素性運動は短時間しかできません。

■有酸素性運動　　　　　■無酸素性運動

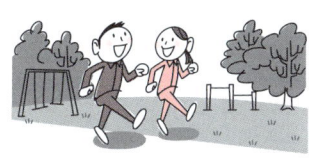

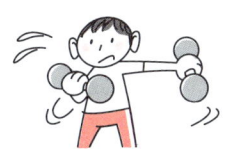

- **脂肪**を燃焼してエネルギーをつくる
- **体脂肪**が減る

- **糖質**を分解してエネルギーをつくる
- **基礎代謝量**が増える

(3) 運動の効果
　運動には，次のような効果があります。
① **体脂肪**を減らし，**筋肉量**を増やす
② **皮膚・筋肉・骨など**を活性化させ，**老化**を遅らせる
③ **ストレス**を発散させ，**免疫力**を高める
④ **からだ**が軽くなり，**行動範囲**が広がる

　ただし，運動してもその効果は**約72時間**しかもたないとされています。そのため，3日に1度は運動することが望ましいといえます。

3　休養

　睡眠は消極的休養であり，レクリエーション活動などは積極的休養である。

　休養には，疲労回復のために「休む」という側面と，明日への活力を「養う」という側面があり，次のように2つの種類に分けられます。

①消極的休養法
　睡眠や，ただ何もせずゴロゴロするなど，身体活動

用語

乳酸
酸素を使わないで糖を分解したときに生成される化合物。

運動後に整理運動としてストレッチングを行うと，筋肉にたまった乳酸の除去を早め，疲れを取る効果があります。

プラスワン

脂肪の燃焼
「燃焼」とは物質が酸素と結びつく反応のうち炎などを発する化学反応をいう。脂肪が酸素と結びついても体内では炎は出ないが，一般には「脂肪を燃やす」などという言い方をする。

1章 栄養と健康

を伴わない安静な状態での休養をいいます。

②積極的休養法

スポーツや旅行，社交的活動への参加など，仕事とは異なる活動を行うことによって疲労回復を図る休養です。肉体的な疲労に加え，精神的なストレスが疲労の大きな原因となっている現代社会では，消極的休養だけではリフレッシュが難しいといえます。そのため積極的休養が重視されるようになりました。

消極的休養法と積極的休養法のバランスを考えて，規則正しい生活を送ることが重要です。

■消極的休養

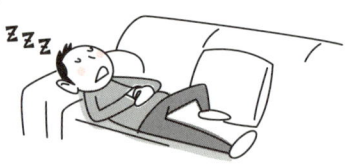

■積極的休養

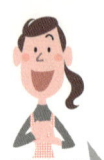

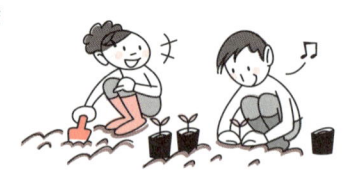

> 睡眠のほかに，入浴やマッサージ，テレビを観る，音楽を聴くなども，消極的休養法に含まれます。

プラスワン

効果的な休養の取り方
精神的労働が多い人は，からだを動かすことが疲労回復のために効果がある。逆に，ふだん肉体労働をしている人は，映画鑑賞や音楽鑑賞，読書などの精神的活動が効果的といえる。

チェック&テスト

キーポイント			できたらチェック ✓
健康とは	☐	1	WHOの定義では，肉体さえ良好であれば健康であるといえる。
	☐	2	健康になるための3大要素は，栄養・運動・休養の3つである。
運動	☐	3	有酸素性運動では，脂肪を燃焼してエネルギーがつくられる。
	☐	4	無酸素性運動を20分以上継続すると，肥満解消の効果がある。
	☐	5	運動には，ストレスを発散させ，免疫力を高める効果がある。
休養	☐	6	入浴やマッサージなどは，積極的休養法に含まれる。

解 答 1.× 肉体のみならず，精神的にも社会的にも健全な状態を健康としている／2.○／3.○／4.× これは無酸素性運動ではなく，有酸素性運動の場合である／5.○／6.× 積極的休養法ではなく，消極的休養法に含まれる

Lesson 5 生活習慣病の予防

B 頻出度

偏った生活習慣の積み重ねによって発症する「生活習慣病」。肥満と生活習慣病の関係や、高血圧症・脂質異常症・糖尿病・痛風など、個々の病気の特徴と食事上の注意点をしっかりと押さえましょう。

1 生活習慣病と肥満

内臓脂肪型肥満は、高血圧症、脂質異常症、糖尿病などの生活習慣病になりやすい。

(1) 生活習慣病とは

生活習慣病とは、毎日の偏った生活習慣の積み重ねによって発症する病気の総称です。高血圧症、糖尿病、脂質異常症をはじめ、日本人の主な死因となっている悪性新生物（がん）、心疾患、脳血管疾患も生活習慣病に含まれます。

生活習慣病は30〜40歳代に急増するため、以前は成人病とよばれていましたが、子どもでも発症するケースが増えたこと、また偏った生活習慣を改めることによって発病を防げることから、生活習慣病と呼び名が変わりました。

生活習慣病の大きな原因として、身体活動量の減少（運動不足）と食生活の欧米化が挙げられます。仕事や家事労働が自動化され、交通手段が発達したことにより、現代人の身体活動量は明らかに減少しています。また、日本人が欧米人と同じ基準で栄養素を摂取していると、エネルギーの過剰摂取になってしまい、肥満や生活習慣病を招きます。

プラスワン

日本人の死因順位
（2014〔平成26〕年）
① 悪性新生物…28.9%
② 心疾患………15.5%
③ 肺炎……………9.4%
④ 脳血管疾患……9.0%
⑤ 老衰……………5.9%
⑥ 不慮の事故……3.1%
⑦ 腎不全…………1.9%

用語

脳血管疾患
急激に発症するものを脳卒中という。脳卒中は脳出血（血管が破れる）と脳梗塞（血管が詰まる）に分けられる。

1章 栄養と健康

> BMI＝22のときが最も病気になりにくい健康的な数値とされています。

プラスワン

皮下脂肪型肥満
下腹部や太ももなどの皮下に脂肪が蓄積するタイプの肥満。体形は洋ナシ型。

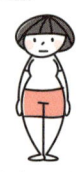

内臓脂肪型肥満
内臓の周りに脂肪が蓄積するタイプの肥満。体形はリンゴ型。

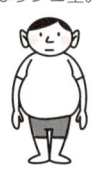

用語

メタボリックシンドローム
内臓脂肪症候群。代謝異常症候群ともいう。

(2) 肥満の判定

肥満の判定法として，BMI（Body Mass Index）が国際的に用いられています。BMIが25以上になると肥満と判定され，生活習慣病にかかるリスクが高まるといわれます。

■ BMIの求め方

$$BMI = 体重(kg) \div 身長(m) \div 身長(m)$$

例）体重67kg，身長163cm（＝1.63 m）の場合
$$BMI = 67 \div 1.63 \div 1.63 = 25.217\cdots$$

肥満には，皮下脂肪型肥満と内臓脂肪型肥満とがあり，生活習慣病になりやすいのは内臓脂肪型肥満といわれています。また内臓脂肪型肥満に加え，高血圧，脂質異常，高血糖のうちいずれか2つ以上を併せもつ状態をメタボリックシンドローム（内臓脂肪症候群）といいます。

2 主な生活習慣病とその予防

> 高血圧症の人は塩分，脂質異常症の人はコレステロールの多い食品，糖尿病の人は甘いものを控える。

(1) 高血圧症

動脈に高い圧力がかかるため，血管の内側の細胞が傷つきやすく，そこにコレステロールなどが染み込んでたまり，動脈硬化を招きます。動脈硬化は心筋梗塞や脳梗塞，脳出血などを引き起こします。血圧は加齢とともに上昇しますが，偏った生活習慣が加わることによって高血圧症を発症しやすくなります。

■ 食事上の注意点
① 食塩の摂取量を1日6g未満に制限する
② カリウム・カルシウム・食物繊維の摂取を心がける

（2）脂質異常症

　血液中の脂質（コレステロールや中性脂肪）が増えすぎた状態をいいます。運動不足などで血液の流れが悪くなると，この脂質が血管（動脈）の壁に入り込んで動脈硬化の原因となります。脂質異常症は痛みもなく，症状が現れにくいため，定期的に健康診断を受けて早めに発見することが大切です。

■食事上の注意点

①食べすぎない（適正なエネルギー摂取）
②コレステロールの多い食品を控える
③肉類よりも魚類，食物繊維を多く摂るようにする

（3）糖尿病

　インスリンというホルモンが不足したり，十分に作用しなかったりすると，血液中のブドウ糖（血糖）がエネルギー源として利用されず，高血糖状態となります。また尿中にも血糖が排せつされるようになります。このような状態を糖尿病といいます。

　初期段階では自覚症状がありませんが，発症すると完治しにくく，進行すると網膜症・腎症・神経障害の３大合併症が現れるようになります。

■食事上の注意点

①食べすぎない（適正なエネルギー摂取）
②１日３食の食事時間を一定にする
③動物性の脂肪を控え，植物性の油や魚の脂肪にする
④食物繊維を多く摂るようにする
⑤甘味料・アルコール・清涼飲料水は控えめにする

（4）痛風

　血液中に含まれる尿酸が多くなり（高尿酸血症），関節に結晶として沈着し，痛覚神経を刺激するように

糖尿病性の網膜症では失明する危険が高く，また糖尿病性神経障害では外傷ができても気づかず，感染して壊疽を起こし，切断しなければならない場合があります。

用語

尿酸
肝臓で細胞の代謝物として産生される物質。プリン体を原料としている。

1章 栄養と健康

> **プラスワン**
>
> **プリン体**
> 煮干し，かつお節，あん肝，白子，レバーなどに多く含まれており，プリン環という共通の化学構造を有している。

なった状態をいいます。痛風は**中年以降の男性**に発症しやすく，足の親指の付け根などに激しい痛みが生じ，赤く腫れ上がる痛風性関節炎などがみられます。

　高尿酸血症には遺伝や肥満のほか，**プリン体**の多い食事などが関与しているといわれています。

■食事上の注意点

① **プリン体**を多く含む食品を控える
② **アルコール**は，尿酸の合成を高めたり尿酸の排出を低下させたりするので控える
③ 水分をたっぷり摂る

チェック&テスト

キーポイント		できたらチェック ✓
生活習慣病と肥満	☐ 1	内臓脂肪型肥満は，皮下脂肪型肥満より生活習慣病になりやすい。
	☐ 2	BMIが22以上になると，肥満と判定される。
主な生活習慣病とその予防	☐ 3	高血圧症は動脈硬化を招き，脳梗塞や心筋梗塞の原因となる。
	☐ 4	脂質異常症は痛みを伴うため，早期に発見しやすい。
	☐ 5	糖尿病の3大合併症は，網膜症，腎症，神経障害である。
	☐ 6	痛風予防のため，プリン体を多く含む食品を摂るようにする。

解答 1.○／2.× BMI 25以上で肥満と判定される。22は標準である／3.○／4.× 痛みもなく症状が現れにくいため，健康診断を受けて早期に発見するようにする／5.○／6.× プリン体を多く含む食品は控える必要がある

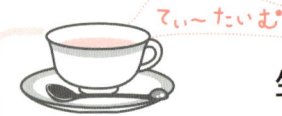

てぃ～たいむ

生活習慣病と食事療法

　食事療法とは，健康的な食事をきちんと摂ることによって生活習慣病を改善しようとするものです。食事の量や特定の栄養素だけを極端に減らしたり増やしたりはしません。病気と食事の両方の知識が必要なので，医師や栄養士とよく相談し，無理なく継続することが大切です。

2章 食文化と食習慣

- **Lesson 1** 世界の料理と日本料理 ………… 44
- **Lesson 2** 日本の行事食 ………………… 49
- **Lesson 3** 郷土料理 ……………………… 53
- **Lesson 4** 調理の基本 …………………… 58
- **Lesson 5** 食事のマナー ………………… 64

Lesson 1

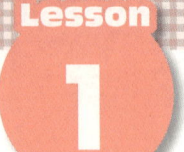

世界の料理と日本料理

A 頻出度

フランス料理，中国料理など世界の料理と比較しながら，日本料理の特徴を学習していきましょう。また，日本の伝統的な料理形式である本膳料理，精進料理，懐石料理について理解を深めましょう。

1 世界の料理

> フランス料理はソースを重視した味付け，中国料理は油脂を多用した高温の加熱料理が特徴。

（1）フランス料理

16世紀，フランス王室とイタリア貴族メディチ家との縁組みにより，料理技術がイタリアから伝えられ，宮廷料理（オートキュイジーヌ）として発達しました。フランス革命後は宮廷料理人たちが街中でレストランをはじめ，19世紀になると，料理を温かいうちに一品ずつ食卓に出す形式（ロシア式サービス）が広まり，コース料理として確立していきました。

■コース料理の例

| 前菜（オードブル）→スープ→魚料理（ポワソン）→口直し用の氷菓子（ソルベ）→肉料理（ヴィアンドゥ）→デザート（焼き菓子＋コーヒーなど） |

フランス料理には，次のような特徴があります。
・主食，副食の区別がない
・ソースの種類が豊富（ソースによる味付けを重視）
・香辛料，チーズ，ワインが多く用いられる
・煮込み料理が多く，重厚で多彩な料理である

プラスワン

世界3大料理
①フランス料理
②中国料理
③トルコ料理

世界3大珍味
①フォアグラ
　ガチョウの肝臓
②キャビア
　チョウザメの卵
③トリュフ
　きのこ（西洋松露(しょうろ)）

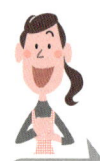

フランス料理の中でもブイヤベース（魚介類とサフランの風味が溶け込んだスープ）や，エスカルゴ（カタツムリを用いた料理）などが特に有名です。

(2) 中国料理

中国料理には、次のような特徴があります。

- 高温の加熱料理（油で炒める、揚げる）を主とする
- 油脂、香辛料、デンプンが多く用いられる
- 調理道具が簡素である（中華鍋などはすべての調理に利用できる）
- 料理を大皿に盛り付け、各自が取り分けて食べる

また、地域によって特色がみられます。

■ 中国料理の地域別特色

北方系 （北京料理）	豚、鴨、鯉などの全形料理（姿のまま調理する）、小麦粉を用いた麺、饅頭など
東方系 （上海料理）	「魚米之郷」とよばれ、豊富な魚介類や米を用いた料理が多い。上海ガニが有名
西方系 （四川料理）	唐辛子やにんにくを使ったスパイシーな味付けが特徴。肉、川魚、野菜の料理が主
南方系 （広東料理）	「食在広州」とよばれるほど山海の食材に恵まれている。飲茶も有名

(3) 各国の代表的料理

イタリア	パスタ料理やピザ、リゾットが有名。北部では生クリーム、南部ではオリーブやトマトを使う
スペイン	魚介類や肉、トマト、米などでつくるパエリヤや、ガスパッチョ（冷製の野菜スープ）が有名
ドイツ	ソーセージやザワークラウト（キャベツの酢漬け）など、冬に保存のきく料理が多い
イギリス	フィッシュアンドチップス、ローストビーフ、サンドイッチなど、シンプルな料理が特徴
ロシア	ボルシチ、ビーフストロガノフ、ピロシキなどのほか、キャビア、アンチョビも有名
トルコ	ケバブ（羊や鶏の焼き肉）、ムサッカ（ひき肉料理）、ドンドゥルマ（アイスクリーム）など
タイ	パクチーなどの香味野菜や香辛料を多用する。トムヤムクン（エビ入りスープ）が有名

プラスワン

薬食同源（薬食一如）
食物は薬と同じように命を養い、健康を保つものであるとする中国の考え方。漢方医学をもとに健康の維持増進を図る「薬膳料理」というものもある。日本では医食同源という。

点心（軽食・菓子類）を食べながらお茶を飲む簡単な食事のことを「飲茶」といいます。

用語

エスニック料理
民族料理という意味。しかし、一般的には特定の国や民族の料理をいう。タイやインドネシアなどの東南アジア料理のほか、メキシコなどの中南米の料理、トルコなどの中近東の料理が含まれる。

2章 食文化と食習慣

2 日本料理

> 素材そのものの風味を引き出す味付けと，季節感を大切にした美しい盛り付けが日本料理の特徴。

(1) 日本料理の特徴

日本では，米，豆，魚，野菜を主体として食生活が形づくられており，特に主食である米の加工法が多様で，大豆や魚の加工，発酵技術なども優れています。

また，四季折々の豊かな食材に恵まれた日本の料理は，素材そのものの風味を引き出す味付けと，季節感を大切にした見た目にも美しい盛り付けを特徴とし，一汁三菜（ご飯と汁1品＋おかず3品）という独自の食膳形式をつくり出しました。

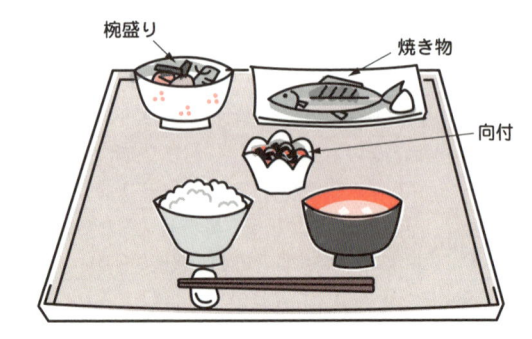

三菜は「焼き物」「椀盛り（煮物）」「向付（むこうづけ）」が一般的です。

■一汁三菜の例

日本料理の特徴をまとめておきましょう。
- 主食である米を中心とした食事
- 刺し身，なます，すしなど新鮮な魚介類を用いた料理
- 四季があり，「旬」の食材が用いられる
- 大豆の発酵食品（しょうゆ・味噌）が調味料として使われる

用語

向付
手前のご飯や汁物に対して向こう側に置かれる器のこと。酢の物やなますなど。

プラスワン

味付けの基本は「さしすせそ」
この順序で加えると，味付けがうまくいくといわれている。
「さ」…砂糖
「し」…塩
「す」…酢
「せ」…しょうゆ
「そ」…味噌

- 味付けは食材本来の味を活かし，淡白に仕上げる
- 料理の色彩や形はもちろん，器も吟味して，一人分ずつ繊細な感覚で盛り付け，料理を完成させる

（2）伝統的な日本料理の形式

① 本膳料理

日本料理の正式な並べ方（膳立て）。最初に本膳，続いて二の膳，三の膳というように，一人ずつ正面に膳を配ります。奈良〜平安朝の貴族階級によって基礎がつくられ，室町時代の武家社会で確立しました。一汁三菜を基本とし，二汁五菜，三汁七菜など，配膳や料理の呼び名に厳格な作法があります。略式化したものは「袱紗料理」とよばれます。

■本膳料理の配膳図（三汁七菜の場合）

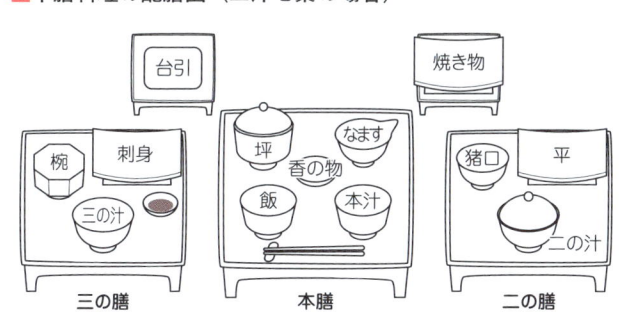

② 精進料理

殺生を禁じる仏教の教えに基づき，肉や魚を使わず野菜や豆類などを中心としてつくられる料理をいいます。平安時代に寺院の正式な行事で出されるようになり，鎌倉時代には仏教の教えが民衆に広がるとともに一般の家庭でも食べられるようになりました。現在も仏事の席で出されることが多く，喪が明けた日に通常の食事に戻すことを「精進落とし」といいます。

菜の数は必ず奇数であり，三汁十五菜まであるといわれます。

用語

台引（だいひき）
口取（羊かん，金とん，伊達巻きなど）を盛るおみやげ用の膳。「引き物膳」ともいう。「焼き物膳」とともに箸をつけず折詰めにして持ち帰る。結婚式の引出物はこの形を変えたもの。

プラスワン

禅宗と精進料理
曹洞宗を開いた道元（どうげん）は精進料理の発展に多大な影響を与えた。また，黄檗宗（おうばくしゅう）では「普茶料理（ふちゃりょうり）」という独特の精進料理を現代に伝えている。

2章 食文化と食習慣

③懐石料理

茶の湯の席で，お茶を飲む前に出される簡素な食事のことです。精進料理とは異なり，動植物性食品が用いられます。桃山時代，茶の湯を大成させた千利休が，茶会に出す懐石料理として「茶懐石」をつくり出し，侘びを主体とした一汁三菜の料理としました。

④会席料理

江戸〜明治時代，お酒を楽しむ宴会向けの料理として普及したものです。現在では，結婚披露宴や接待の席で出される宴席の料理で，饗応料理といわれます。「懐石料理」と混同しないよう注意しましょう。

⑤卓袱料理

江戸時代，長崎に伝えられた中国風の総菜料理で，今では長崎県の郷土料理となっています。「卓袱」とは食卓を覆う布を意味し，中国料理と同じように大皿に盛りつけた料理を取り分けて食べます。

「懐石」とは暖めた石を懐に入れて寒さと空腹をしのいだともいわれ，そのぐらい質素な料理という意味です。

プラスワン

吸い口
味の調和や季節感を表す目的で汁物に添えられる木の芽，みょうが，柚子，七味唐辛子などのこと。

チェック＆テスト

キーポイント		できたらチェック ☑
世界の料理	□ 1	フランス料理は，食材の味を活かした淡白な味付けを特徴とする。
	□ 2	中国料理は，強い火力で加熱する料理が一般的である。
	□ 3	ザワークラウトは，ロシアの代表的料理である。
日本料理	□ 4	日本料理の基本的な食膳形式は，古くから一汁四菜とされてきた。
	□ 5	精進料理では，肉や魚は使わず，野菜や豆類などが中心となる。
	□ 6	卓袱料理とは，茶の湯の席で出される簡素な料理のことである。

解 答 1.× これは日本料理の特徴。フランス料理は重厚なソースで味付けをする／2.○／3.× ザワークラウトはドイツの代表的料理／4.× 一汁四菜ではなく，一汁三菜を基本とする／5.○／6.× 卓袱料理は中国の影響を受けた長崎県の郷土料理。設問の記述は懐石料理（茶懐石）である

Lesson 2 日本の行事食

お正月，五節句など，行事や祝いごとのある日につくられる行事食にはどのようなものがあるでしょう。また，子どもの成長の祝いや還暦をはじめとする長寿の祝いについて学習しましょう。

1 行事食

日本には，お正月のおせち料理をはじめ，季節ごとに伝統的な行事食がある。

特別な行事や祝いごとのあるときを「ハレ」，それ以外の日常を「ケ」といいます。ハレの日には特別な料理をつくり，家族や親類，知人らとともに食事をします。これを**行事食**といいます。

(1) 節句

季節の変わり目となる日を節句（せっく）といい，特別な料理（「節供（せちく）」という）をつくって祝います。

■五節句と節供

節句	月日	節句の別名	料理（節供）
人日（じんじつ）	1月7日	七草の節句	七草がゆ
上巳（じょうし）	3月3日	ひな祭り 桃の節句	散らしずし，菱餅（ひしもち），桜餅，ハマグリの吸い物，白酒
端午（たんご）	5月5日	菖蒲（しょうぶ）の節句 こどもの日	柏餅（かしわもち），ちまき
七夕（たなばた）	7月7日	七夕祭り 笹の節句	そうめん，ウリ類
重陽（ちょうよう）	9月9日	菊の節句	菊酒，手巻きずし，菊ずし，栗飯

プラスワン

春の七草
せり，なずな，ごぎょう，はこべら，ほとけのざ，すずな，すずしろ

秋の七草
はぎ，すすき，くず，おみなえし，ふじばかま，なでしこ，ききょう

菖蒲は「尚武」に通じ，男子の出世を願う意味があります。また柏の葉は，新しい葉が出るまで古い葉が落ちないことから，跡継ぎが絶えないことの象徴とされます。

五節句は江戸幕府によって公式の祝日として制定され，明治初期に廃止されましたが，節供を食べる風習は今も年中行事として残っています。

(2) その他の年中行事

それぞれ，自然への畏敬の念や豊作の祈り，邪気を払って長寿を願うといった意味が込められています。

■年中行事と料理

行事	月日	行事の内容〔料理〕
お正月	1月1～3日	門松，注連縄，鏡餅を飾り新年を祝う〔おせち料理，お屠蘇，雑煮〕
鏡開き	1月11日	神仏に供えた鏡餅を下げ，雑煮などに入れる〔雑煮，あずき汁粉〕
節分	2月3日	ひいらぎの葉にいわしの頭を刺して門口に立て，邪気を払う〔煎り大豆，恵方巻き〕
春のお彼岸	3月22日ごろ	その年の春分の日を中日とする1週間〔ぼた餅，精進料理〕
灌仏会	4月8日	お釈迦様の誕生を祝う〔甘茶〕
お盆	8月13～16日	先祖の霊を迎えて供養する。関東の一部では7月〔精進料理〕
お月見	9月15日ごろ	十五夜（陰暦8月15日）の月を鑑賞し豊作を祝う。秋の七草を生け，里芋を供える〔月見団子〕
秋のお彼岸	9月23日ごろ	その年の秋分の日を中日とする1週間〔おはぎ，精進料理〕
新嘗祭	11月23日	稲の収穫を祝い，翌年の豊穣を祈る〔新しい穀物でつくった餅，赤飯〕
冬至	12月22日ごろ	1年で昼が最も短い日。柚子湯に入る〔かぼちゃ，こんにゃく〕
大晦日	12月31日	新年を迎える年越しのお祝いをする〔年越しそば〕

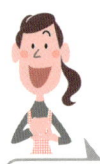

ぼた餅は牡丹が咲く季節，おはぎは秋の季節に食べるため，その名がつけられたといわれています。

プラスワン

芋名月

十五夜の月は「中秋の名月」とよばれるが，里芋を供えることから「芋名月」ともいう。

おせち料理は，お正月を祝う縁起物の料理ですが，年神を迎えるときは煮炊きなどを慎むとともに，料理をつくる人が骨休めできるようにという意味もあり，冷めてもおいしくいただける工夫がなされています。

お屠蘇には「鬼気を屠絶して人の魂を蘇生する」という意味があり，家族の無病息災と延命長寿につながるものとされる薬酒です。

2 通過儀礼

🥕 七五三その他の子どもの成長の祝い，長寿の祝いなど，日本には古くから伝わる通過儀礼がある。

(1) 子どもの誕生・成長の祝いごと

子どもが無事に誕生・成長し，健康で長生きできるようにとの願いが込められています。

■誕生・成長の祝いごと

帯祝（おびいわい）	妊娠5か月目の戌（いぬ）の日に腹帯を巻き，**妊娠を祝うとともに出産の無事を祈る**
お七夜	**生後7日目を祝う**行事。子どもの命名をする習わしがある
初宮参り	生後30日ごろ初めて**産土神（うぶすながみ）に参詣**する行事。出産を報告し，健やかな成長を願う
お食い初め（くいぞめ）	子どもに**初めての料理**をつくって食べさせる行事。実際は食べるまねごとをさせる
初節句	**生後初めての節句**。女の子は3月3日。男の子は5月5日
七五三	男の子は5歳，女の子は3歳と7歳の**11月15日に氏神（うじがみ）に参詣**する行事
十三参り	**数え年で13歳**になった年，知恵と福寿を授かるために虚空蔵菩薩（こくうぞうぼさつ）に参詣する

※地域によって，異なる場合がある

プラスワン

おせち料理等のいわれ

・数の子
ひと腹にたくさんの卵が詰まっていることから，子孫繁栄を表す。

・昆布巻き
昆布が「よろこぶ」に通じる。

・黒豆
1年間まめに暮らしていけるようにとの願いから。

・栗きんとん
かち栗が「勝ち」につながる。

・年越しそば
そばのように細く長く生きられるようにとの願いから。

これらは地方によっては異なる場合があります。たとえばお食い初めの時期は生後100日目とするところが多いですが，120日目に行うところもあります。

2章 食文化と食習慣

Lesson 2　日本の行事食

2章 食文化と食習慣

用語

数え年
生まれた時点を1歳とし、新年を迎えるたびに1歳ずつ加えていく年齢の数え方。たとえば大晦日に生まれた人は翌日に2歳になる。

還暦祝いでは、魔除けや厄除けの意味をもつ赤色の品物を贈る習わしがあります。最近では実用性のあるものを贈ることが多くなっています。

(2) 長寿の祝い

長寿の祝いを「**賀寿**(がじゅ)」といいます。賀寿では**数え年**を基本としますが、最近では**満年齢**で祝うことも増えてきています。

■ いろいろな賀寿

賀寿	年齢	語源
還暦(かんれき)	61歳	60年たつと、生まれた年の干支に再び還ることから
古希(こき)	70歳	唐の詩人杜甫(とほ)の「曲江詩(きょっこうし)」の中に出てくる「人生七十古来稀なり」から
喜寿(きじゅ)	77歳	「喜」の草書体「㐂」が七十七に見えることから
傘寿(さんじゅ)	80歳	「傘」の略字「仐」が八十と読めることから
米寿(べいじゅ)	88歳	「米」という字を分解すると八十八だから
卒寿(そつじゅ)	90歳	「卒」の略字「卆」が九十と読めることから
白寿(はくじゅ)	99歳	「百」から「一」をとると「白」という字になることから

チェック&テスト

キーポイント	できたらチェック ☑		
行事食	☐	1	人日の節句では、散らしずしを食べる。
	☐	2	春のお彼岸はぼた餅、秋のお彼岸はおはぎを食べる。
	☐	3	お屠蘇には、家族の無病息災と延命長寿の意味が込められている。
通過儀礼	☐	4	お七夜とは、子どものために初めて料理をつくって食べさせる行事のことをいう。
	☐	5	「古希」は77歳のお祝いである。
	☐	6	「米寿」は88歳のお祝いである。

解答 1.✕ 人日（1月7日）は七草がゆを食べる。散らしずしは上巳の節句（3月3日）／2.◯／3.◯／4.✕ お七夜は生後7日目を祝う行事。設問の記述は「お食い初め」である／5.✕ 「古希」は70歳のお祝い。77歳は「喜寿」である／6.◯

Lesson 3 郷土料理

日本の各地にどのような郷土料理が伝えられているのかを学習しましょう。そして，最近見直されている「土産土法」や「地産地消」といった考え方との結びつきについて考えてみましょう。

1 郷土料理と「旬」

日本には，四季折々の旬の食材を活かした郷土料理が各地に残されている。

(1) 郷土料理とは

その土地特有の自然条件や生活習慣の中で生まれ，受け継がれてきた料理を**郷土料理**といいます。その土地ならではの料理であり，次の3つに分類することができます。

①地元の特産品をその土地特有の方法で調理したもの
②調理方法は地域を問わない一般的なものだが，**その土地特有の食材**を使っているもの
③食材はその土地特有のものではないが，**調理方法がその土地特有**であるもの

郷土料理は，その土地の生活文化に根付いた先人の知恵と工夫から生まれ，育まれてきたものといえます。

(2) 食材の「旬」

郷土料理では「旬」が尊ばれます。旬とはその食材本来のおいしさが最も味わえる時期であり，出回りの最盛期を**旬の盛り**といいます。

最近では，栽培や保存技術の発達により，旬の時期と関係なく食材が出回ります（「**時知らず**」という）が，各季節の旬の野菜や魚介類を知っておくことは，栄養の面でも食文化を理解するうえでも重要です。

プラスワン

旬の走り
季節の食材が出始めるころ。値段は高めだが季節の訪れを感じさせる。特に「初物」は昔から縁起がよいとされてきた。

旬の名残
最盛期を過ぎたころの食材。去り行く季節を惜しむ風情がある。

2章 食文化と食習慣

■全国のおもな郷土料理

●中国地方
鳥取
松葉ガニ料理，豆腐ちくわ
島根
出雲そば，シジミ汁，ぼてぼて茶
岡山
ままかり料理，祭り寿司
広島
カキの土手鍋，小イワシ料理
山口
フグ料理，いとこ煮

●近畿地方
滋賀
鮒(ふな)寿司，もろこ料理
京都
ハモ料理，湯葉料理，サバの棒寿司，京漬物，賀茂なすの田楽
奈良
奈良漬け，柿の葉寿司
大阪
箱寿司，バッテラ，船場汁
和歌山
茶粥，クジラ料理，ウツボ料理
兵庫
イカナゴの釘煮，ボタン鍋

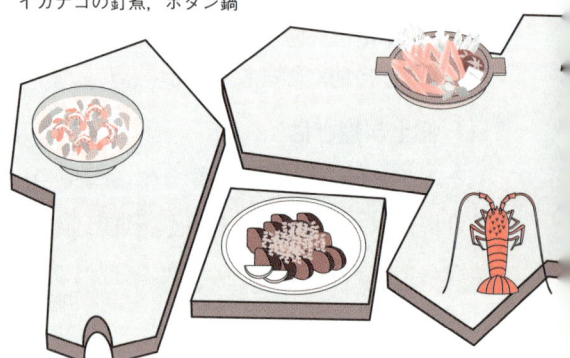

●北陸地方
新潟
わっぱ飯，笹だんご，へぎそば
富山
鱒寿司，ホタルイカ料理
石川
治部煮(じぶに)，かぶら寿司
福井
越前ガニの鍋，ぼっかけ

●九州・沖縄地方
福岡
筑前煮(＝がめ煮)，おきゅうと，モツ鍋，鶏の水炊き
佐賀
ムツゴロウの蒲焼き，がん漬け
長崎
卓袱料理，ちゃんぽん，皿うどん，カラスミ
熊本
辛子れんこん，馬刺し
大分
だんご汁，きらすまめし，やせうま
宮崎
冷や汁，おび天，地鶏の炭火焼き
鹿児島
さつま揚げ，キビナゴ料理
沖縄
ゴーヤチャンプルー，ソーキそば

●四国地方
香川
讃岐うどん，しょうゆ豆
徳島
たらいうどん，そば米雑炊
愛媛
ふくめん，緋(ひ)のかぶら漬け
高知
カツオのたたき，皿鉢(さわち)料理

●中部・東海地方
山梨
ほうとう，吉田うどん
長野
信州そば，五平餅(ごへいもち)，おやき
岐阜
朴葉みそ，鮎料理，赤かぶの漬物
静岡
ウナギ料理，わさび漬け
愛知
ひつまぶし，みそ煮込みうどん，きしめん
三重
伊勢エビ料理，手こね寿司

Lesson 3 　郷土料理

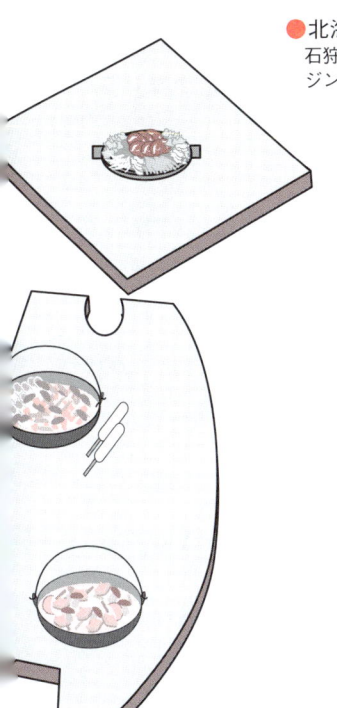

● 北海道
　石狩鍋，三平汁，
　ジンギスカン，松前漬け

● 関東地方
　茨城
　アンコウ鍋，納豆料理
　栃木
　しもつかれ，かんぴょう料理
　群馬
　こんにゃく料理，おきりこみ
　埼玉
　深谷ねぎのぬた，冷汁うどん
　千葉
　なめろう，落花生みそ
　東京
　深川飯，ドジョウ鍋，
　もんじゃ焼き
　神奈川
　けんちん汁，牛鍋

● 東北地方
　青森
　じゃっぱ汁，イカの鉄砲焼き
　秋田
　きりたんぽ，稲庭うどん，
　しょっつる鍋，ハタハタ寿司
　岩手
　わんこそば，のっぺい汁
　山形
　いも煮，納豆汁
　宮城
　笹かまぼこ，ずんだ餅
　福島
　ニシンの山椒漬け，つと豆腐

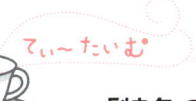

2章 食文化と食習慣

「特色のある原材料」の表示

「コシヒカリ入り」「国産大豆使用」などのように，特色のあることを示す用語を用いることによって，一般的な名称で表示される原材料に対して差別化が図られたものを「特色のある原材料」といいます。「三陸産わかめ使用」「北海道で製造されたバターを使用」「松阪牛使用」「越前ガニ入り」「群馬県で精製されたこんにゃく粉入り」などがこれに当たります。しかし，「○○使用」「○○入り」のような表示をすると，実際は○○の使用割合が10％程度でも消費者は100％と誤認してしまうおそれがあります。そこで「特色のある原材料」を表示するときは，その使用割合も表示することとされています（100％の場合だけ割合表示を省略できます）。

2 地産地消

> 地産地消の発想は、昔ながらの土産土法や身土不二の考え方とも結びつく。

(1) 土産土法と地産地消

「その土地で収穫されたものは、その土地の方法で調理保存して食べるのが最も望ましい」とする考え方を<u>土産土法</u>（どさんどほう）といいます。<u>身土不二</u>（しんどふじ）（人のからだと土地は2つに分けられない）ともいい、昔から、からだにとってはその人の生まれ育った土地の食物がいちばんよいとされてきました。

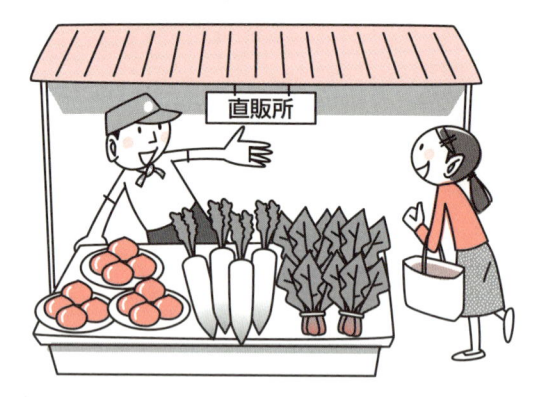

郷土料理は、土産土法の考え方とつながっています。

現在では日本国内はもちろん、外国からもいろいろな食材が手に入るようになりました。しかし、農産物を全国の消費者に届けるためには、均一な品質で大量に生産しなければならず、そのために農薬を使用したり、長距離輸送に耐えられるよう品質保持剤を使用したりするなど、さまざまな問題が出てきています。

そこで最近では、地域で生産されたものをその地域で消費する<u>地産地消</u>（域内消費）が推進されるようになってきました。地産地消の発想は、その土地で生産されたものをその土地で食べるという点で、土産土法

プラスワン
Eマーク

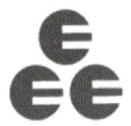

地産地消タイプの地域特産品であるとして、各都道府県が認証した食品につけるマーク。

プラスワン
地産地消のメリット
・新鮮で安全な食材
・産地と食卓の交流
・旬と食文化の理解
・地域の活性化

Lesson 3 郷土料理

や身土不二の考え方と結びつくといえるでしょう。

(2) スローフード運動とフードマイレージ

地産地消と似た考え方として，1986年にイタリアで生まれたスローフード運動があります。次の3つの点を目指しています。
① 消えつつある伝統的な料理や食材を守る
② 質のよい食材を提供する小生産者を保護する
③ 子どもを含む消費者全体に，味の教育を進めていく

また，フードマイレージとは「生産地から食卓までの距離が短い食料を食べたほうが輸送に伴う環境への負荷が少ないであろう」という仮説に基づく概念です。具体的には，（輸入相手国からの輸入量）×（輸送距離）で表され（国内輸送は含まない），この値が大きいほど地球環境への負荷が大きくなると考えます。これは，地産地消の考え方を数量的に裏付けるものといえます。

> ファストフードの店が町に新しくできたことをきっかけに始まったため，スローフード運動という名前になりました。ゆっくり食べることを勧めるための運動ではありません。

プラスワン
フードマイレージ
イギリスの消費者運動家が1994年に提唱し，日本では農林水産省が2001（平成13）年に導入した。

チェック&テスト

キーポイント			できたらチェック ✓
郷土料理と「旬」	☐	1	郷土料理とは，その土地特有の自然条件や生活習慣のもとで受け継がれてきた料理をいう。
	☐	2	季節の食材が出回る最盛期のことを「旬の走り」という。
	☐	3	山形県の代表的な郷土料理として，いも煮が挙げられる。
	☐	4	ほうとうは山梨県，なめろうは栃木県の郷土料理である。
地産地消	☐	5	地産地消の発想は，昔ながらの身土不二の考え方とも結びつく。
	☐	6	スローフード運動とは，食べ物をゆっくりと食べることがからだによいことを訴える運動である。
	☐	7	フードマイレージが大きいほど，地球環境への負荷が小さくなる。

解 答 1.○／2.×「旬の走り」は食材の出始めのころ。最盛期は「旬の盛り」という／3.○／4.× ほうとうは山梨県だが，なめろうは千葉県である／5.○／6.× 伝統的な食文化を見直そうとする運動である／7.× フードマイレージが大きいほど地球環境への負荷も大きくなると考える

Lesson 4 調理の基本

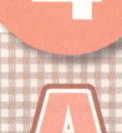

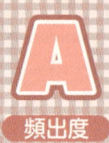

A 頻出度

ここでは，調理の目的を考えながら，基本的な調理方法と盛り付けについて学習します。調理は食文化の一部であり，独特の調理用語の一つひとつに込められた先人たちの深い知恵に触れましょう。

「うま味」の代わりに「辛味」を五味の1つとする考え方もあります。

プラスワン

テクスチャー
食べ物について感じる口の中の感覚のこと。

味の相互作用
・相乗効果
例：昆布とかつお節が作用してうま味が強まる。
・対比効果
例：しる粉に塩を加えると甘みが強まる。
・抑制効果
例：コーヒーに砂糖を入れると苦みが弱まる。
・変調効果
例：チョコレートを食べたあとで，みかんを食べるととても酸っぱく感じる。

1 おいしさの要素

基本味は，甘味・酸味・苦味・塩味・うま味の5つとされている。

人が舌で感じる味覚には，甘味・酸味・苦味・塩味のほかにうま味があり，この5つを基本味といいます。数種の味が複合した場合は，互いに作用し合い，味に変化が生まれます（味の相互作用）。

このほか，嗅覚や視覚，聴覚（肉がジュージュー焼ける音など），触覚（噛み応え，歯ざわりなど）も含めた五感のすべてがおいしさに関係します。また，食事をする場の雰囲気やそのときの心理状態・健康状態，過去の食体験なども大きく影響してきます。

2 調理の基本

調理とは，食材を安全で食べやすく，おいしい料理へと変える技術である。

調理には，主に次のような目的があります。
① 汚れや有害なものを取り除き，衛生的にする
② 味や香り，舌ざわり，見た目などをよくして，食欲をよび起こす
③ 食べやすく，また消化吸収しやすくする

Lesson 4 調理の基本

(1) 下ごしらえ

調理の前段階において食材に手を加えておくこと。

あく抜き 水などにさらし，渋みやえぐみを取り除く	**もどす** 乾燥食品を水につけて，吸水させる
こすり洗い 土や泥のついた根菜類をたわしなどで洗う	**振り洗い** たっぷりの水の中で左右に振りながら洗う
湯むき トマトなどを熱湯に入れたあと冷水につけて皮をむく	**板ずり** きゅうりなどをまな板の上にのせて塩をすり込む
小房に分ける ブロッコリーなどの房を小さな塊に分ける	**石づきを取る** しいたけなどの軸の部分を切り落とすこと

(2) 切る

包丁を使った野菜の切り方にもいろいろあります。

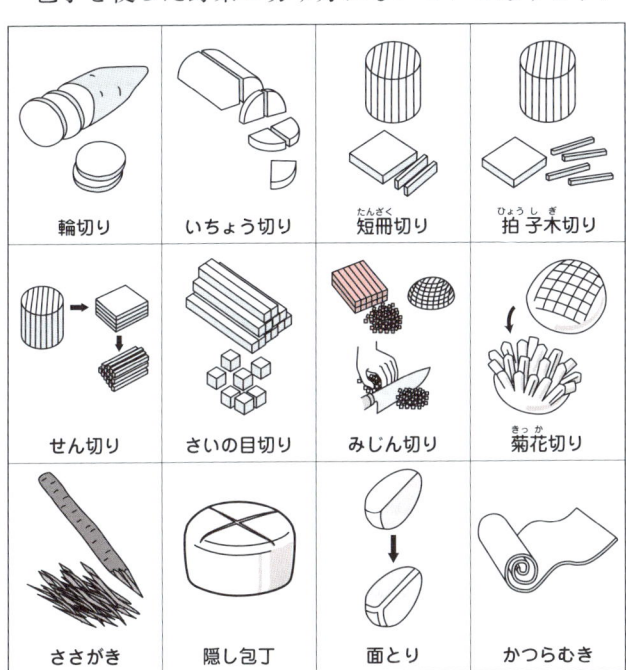

輪切り	いちょう切り	短冊切り	拍子木切り
せん切り	さいの目切り	みじん切り	菊花切り
ささがき	隠し包丁	面とり	かつらむき

プラスワン

下ゆでの方法

・水からゆでる

だいこん，にんじん，じゃがいも，たけのこ，かぶ，乾燥豆

・湯からゆでる

白菜，キャベツ，ほうれんそう，小松菜，ブロッコリー，さやえんどう

用語

いちょう切り
半月切りの半分に切ること。

短冊切り
切り口を長方形に切ること。

拍子木切り
1cm角の棒状に切ること。

さいの目切り
1cm角の立方体に切ること。

ささがき
ごぼうなどを，鉛筆を削るように回しながら薄く切ること。

隠し包丁
味をしみ込みやすくするなどの目的で，切り込みを入れること。

面とり
煮崩れを防ぐ目的で，だいこん，にんじん，かぼちゃなどの切り口の角を落とすこと。

2章 食文化と食習慣

2章 食文化と食習慣

🍳 プラスワン

大名おろし
中骨に身が多く残るぜいたくなおろし方。サンマやキスのような身の細い魚や小型の魚に適している。

手開き
イワシなど身が柔らかく小骨の多い魚の場合は、手の指で開くほうが小骨がとれやすい。

📖 用語

あらい
コイ、タイ、スズキなどの身を、冷水や氷水で洗い、縮ませた刺し身。

湯引き
魚の身などを熱湯にくぐらせ、すぐに冷水にとって霜降りにすること。

防風
ハマボウフウ（セリ科の植物）のこと。若葉を刺し身のつまとして用いる。

(3) 魚のおろし方

　まず、頭を落とし、次に腹と背の両側から中骨に沿って包丁を入れて、上身と骨のついた下身の2枚に分けることを<u>二枚おろし</u>といいます。また、その下身から中骨を切り離し、上身・中骨・下身に分けることを<u>三枚おろし</u>といいます。

■二枚おろしと三枚おろし

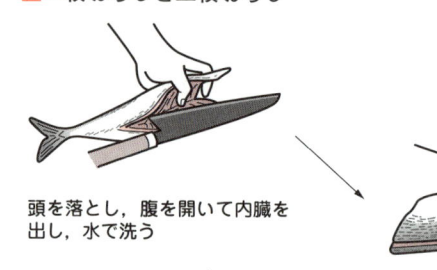

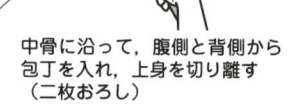

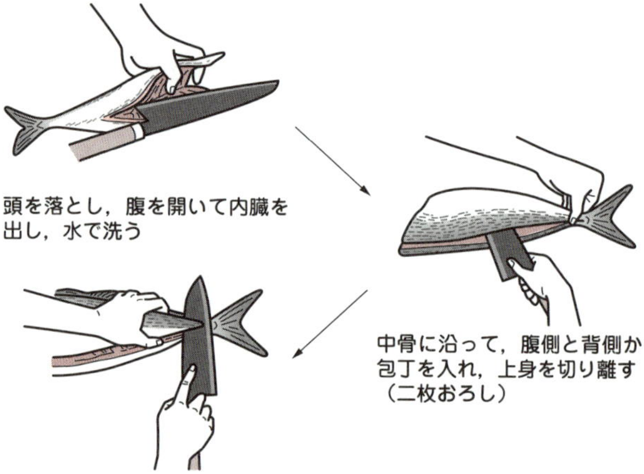

頭を落とし、腹を開いて内臓を出し、水で洗う

中骨に沿って、腹側と背側から包丁を入れ、上身を切り離す（二枚おろし）

中骨を下にして置き、中骨に沿って包丁を入れ、下身を切り離す（三枚おろし）

(4) 刺し身に関する用語

①<u>平造り</u>…斜めに引くように切る
②<u>糸造り</u>…身の堅い魚（キス、イカなど）を細く切る
③<u>角造り</u>…身の柔らかい魚（マグロ、ハマチなど）を
　　　　　　1～2cm角に切る

■刺し身のあしらい（添え物）

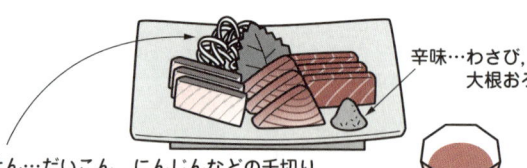

辛味…わさび、大根おろし

けん…だいこん、にんじんなどの千切り
つま…芽じそ、穂じそ、防風

(5) いろいろな加熱調理

①ゆでる

食材を水の中で加熱する調理法。食材をやわらかくし，彩を鮮やかにします。消毒や殺菌の効果もあります。麺類など水分の少ない食材については吸水させる目的で，また卵や魚などは，たんぱく質を凝固させる目的でゆでることもあります。

②煮る

食材に味をつけて時間をかけて加熱する調理法。調理中に味つけすることや，煮汁も料理の一部になるという点で「ゆでる」とは異なります。

③蒸す

食材を蒸し器やせいろうに入れ，水蒸気で加熱する調理法。ゆでたり煮たりする場合と比べ，形崩れしにくく，栄養素の損失も少ないのですが，調理時間が長くかかります。

■加熱調理に関する用語

湯がく 食材を手早くさっとゆでること	ゆでこぼす 材料をゆでて，その汁を捨てること
荒熱（粗熱）をとる 加熱調理した直後に熱くなった材料を冷ますこと	落とし蓋 鍋の中に入る程度のふたを材料に直接のせること
煮切る 酒やみりんを鍋で沸騰させ，アルコール分を抜くこと	すが入る 茶碗蒸しなどの中に泡のような小さな穴（す＝鬆）がたくさんできること
煮からめる 煮詰めて濃くなった煮汁を材料にからめるように仕上げること	あくをとる 汁物，煮物の表面に浮いてくる灰汁（あく）をすくいとること

別の調理の下ごしらえとして「下ゆで」する場合は，あくや臭み，肉や魚の余分な脂肪分を抜くことなどが目的です。

プラスワン

だしの種類

・合わせだし
昆布とかつお節の混合だし。上品でうま味がある。材料から最初にとったものを一番だしという。

・二番だし
一番だしのだしがらからとる。煮物などに利用する

・煮干だし
カタクチイワシの乾燥品からとる。みそ汁に利用する

用語

アルデンテ
パスタや野菜を歯ごたえのある固さにゆでること。

化粧塩
魚の焼き上がりを美しく見せるためにふりかける塩のこと。尾や鰭（ひれ）の焼き落ちを防ぐ意味もある。

2章 食文化と食習慣

🥄 プラスワン

食品などの数え方
- 豆腐……………一丁(ちょう)
- 海苔……………一帖(じょう)
- イカ……………一杯(はい)
- たらこ…………一腹(はら)
- キャベツ………一玉(たま)
- ほうれん草……一株(かぶ)
- いちご…………一粒(つぶ)
- 羊かん…………一棹(さお)
- ざるそば………一枚(まい)
- にぎりずし……一貫(かん)
- 箸………………一膳(ぜん)
- 茶碗……………一客(きゃく)

🥄 プラスワン

その他の食器
・ガラス食器
カットグラス(切子)では江戸切子(東京)と薩摩切子(鹿児島)が有名。皿、小鉢、箸置きなどがある。

・竹細工
伝統工芸品としてざるやかご、箸置きなどがある。清涼感を表現できる。

3 食器と盛り付け

> 料理の形や色彩、用いる器まで吟味して、季節感を大切にした盛り付けをする。

(1) 料理の器

料理は、盛り付ける器との調和がとても大切です。特に日本料理では、見た目の美しさが重視されるとともに、夏は涼しげなガラス、冬には暖かみのある陶器というように、季節に合わせた食器が用いられます。

■いろいろな和食器

種類	特徴	主な産地
陶器	原料は粘土が主体。分厚くて地色土色。吸水性があり、たたくと鈍い音がする。主に秋・冬に用いる	備前焼(岡山) 信楽焼(滋賀) 萩　焼(山口) 唐津焼(佐賀)
磁器	ガラス成分を多く含む。薄くて白っぽい色。吸水性はなく、たたくと金属音がする。主に春・夏に用いる	有田焼(佐賀) 九谷焼(石川) 清水焼(京都)
漆器	木製の漆塗りの器。保温性があり、表面に塗りが施されているためつやがあり美しい。重箱、椀、膳などに用いる	輪島塗(石川) 会津塗(福島) 津軽塗(青森)

(2) 盛り付け

盛り付けのポイントとしては、色彩の調和、季節感を盛り込むこと、空間を活かすことなどが重要です。

特に日本料理の場合、平たい皿に盛り付けるときは山と谷をつくって立体感を演出します。奥ほど高く、手前を低くする盛り方を山水盛りといいます。また、深めの鉢などの場合には、こんもりと中高に盛るのが基本です。

Lesson 4 調理の基本

■焼き物と椀盛り（煮物）の盛り付け

焼き物	切り身の場合は皮を向こう側にして中央に盛り付ける。尾頭付きの場合は腹を手前にし，頭が左側になるように盛り付ける（**かしらひだり**）。料理を引き立てるために**あしらい**を添える	あしらい
椀盛り（煮物）	煮物が椀の内側面につかないよう，余裕をみて中央にこんもりと盛る 汁は少なめに張り，煮物の上に**天盛り**をのせて見た目を引き立たせる	
ご飯	器の大きさに対して多すぎず少なすぎず，ご飯粒が立つようにこんもりと盛る	

用語

あしらい
器に盛った料理を引き立てるために添えるもの（刺し身のあしらい → P.60）。料理の手前に添えるものは「前盛り」ともいう。

天盛り
煮物や酢の物を盛り付けた上にのせるもの。香りや彩を添え，味を引き立てる。

チェック＆テスト

キーポイント			できたらチェック ☑
おいしさの要素	☐	1	甘味・酸味・苦味・塩味・うま味の5つを基本味という。
調理の基本	☐	2	「湯むき」とは，トマトなどを熱湯に入れ，そのあと冷水につけて皮をむく方法をいう。
	☐	3	「ささがき」とは，味がしみ込みやすくなるよう，だいこんなどに切り込みを入れることをいう。
	☐	4	酒やみりんを鍋で沸騰させ,アルコール分を抜くことを「煮切る」という。
食器と盛り付け	☐	5	備前焼は陶器，有田焼は磁器で有名である。
	☐	6	焼き魚などの手前に添えられるものを「天盛り」という。

解答　1.○／2.○／3.× これは「隠し包丁」である。「ささがき」は鉛筆を削るようにごぼうなどを薄く切る方法／4.○／5.○／6.× これは「天盛り」ではなく，「あしらい」または「前盛り」。「天盛り」は煮物や酢の物の上にのせるもの

Lesson 5 食事のマナー

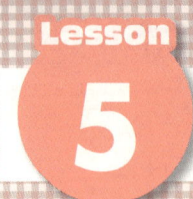

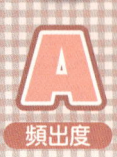

食事のマナーは，周囲の人に不快感を与えないということが基本です。日本料理はもちろん，西洋料理や中国料理のマナーを学ぶことにより，国際的な視野から食文化について考えてみましょう。

1 和・洋・中の各料理様式のマナー

> テーブルマナーは，周囲に不快感を与えずに楽しく食事をするためのルールである。

(1) 日本料理の場合

席次は，**床の間の前**または入り口から遠い席が**上座**で客人の席になります。客人をもてなす側の主人の席は入り口近くの**下座**（末席）です。

■日本料理の席次

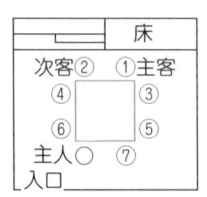

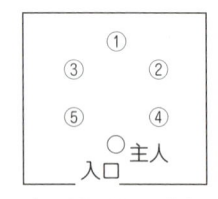

床の間がある場合　　床の間がない場合

プラスワン

膳越し
手前にある料理を越えて，向こうにある料理に箸をのばすことをいい，無作法とされる。

ご飯，汁物，おかずが一度に出された場合は，まず箸先を湿らす意味で**汁物**，次に**ご飯**，そして**おかず**の順に食べるのが一般的です。その後は，同じものばかり食べ続けず，交互に食べるようにします。

飯碗や汁椀は，必ず手に持って食べます。ふたがある場合，飯碗のふたは**左側**，汁椀は**右側**に，どちらも**上向き**にして置きます。食べ終わったら，箸やふたをもとの位置に戻します。

Lesson 5　食事のマナー

　箸をとるときは，①右手（利き手）で箸の中央をとり上げ，②左手で箸を下から支え，③右手を端まで滑らせて反転させ，左手を離します。

■箸のとり方

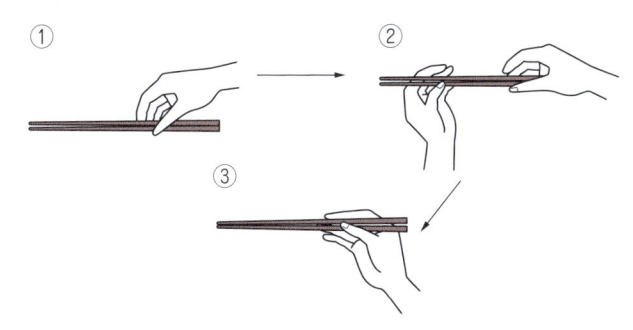

箸は正しい持ち方をすれば，より開き，より掴みやすくなります。

プラスワン

世界の3大食法
①手食（約40％）
　アフリカ，中近東，東南アジアなど
②箸食（約30％）
　日本，中国，台湾，朝鮮半島，ベトナムなど
③ナイフ・フォーク食（約30％）
　ヨーロッパ，南北アメリカなど

　日本では，箸を正しく使えることが食事の基本です。犯しがちな**箸使いのタブー**を知っておき，周囲の人に不快な思いをさせないようにしましょう。

■箸使いのタブー

迷い箸	どれを食べようかと迷いながら，箸をうろつかせること
探り箸	器の中の料理を箸でかき混ぜて，中身を探ること
そら箸	いったん箸をつけながら，結局食べずに箸を引いてしまうこと
移り箸	箸をつけた料理を食べないで，ほかの器に移ること
刺し箸	料理を箸で突き刺して食べること
ねぶり箸	箸の先をなめること
かき箸	器の縁に口をつけ，料理やご飯を箸で口の中にかき込むこと
持ち箸	箸を片手で持ったまま，その手でほかの食器を持つこと
ふたり箸	2人がそれぞれの箸で，同じ1つのものをはさむこと
寄せ箸	箸を使って，器を自分のほうに引き寄せること
なみだ箸	箸の先から汁をポタポタたらすこと
握り箸	握るような手つきで箸を持つこと
直箸	大皿の料理を，自分が食べている箸で直接とること
渡し箸	箸を器の上に渡して置くこと。不要という意味を表すため

2章　食文化と食習慣

2章 食文化と食習慣

プラスワン

ナプキン
・使い方
膝に置いたナプキンの端で、唇や指先を押さえるようにして拭く
・中座するとき
軽くたたんでいすの上に置く（テーブルからたらしてもよい）
・食事が終わったとき
軽くたたんでテーブルの上に置く

プラスワン

フォークとナイフの置き方
・中座するとき 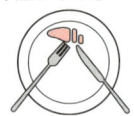
・食事が終わったとき

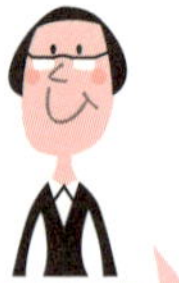

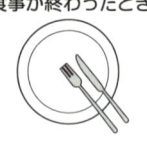

立食パーティーでは、会場の入り口、飲み物を提供している場所、料理テーブルの前での歓談は避けましょう。

(2) 西洋料理の場合

フォークやナイフを上手に使いこなすことは、食事を共にする人が互いに不快な思いをすることなく、楽しい時間を過ごすためのマナーの1つとして大切です。

■フルコースのテーブルセッティング

（図：テーブルセッティング。塩・こしょう、バター入れ、バターナイフ、メニュー、デザート用、赤ワイン、白ワイン、シェリー酒、シャンパン、水、パン皿、前菜用、魚用、肉用、位置皿とナプキン、肉用、魚用、スープ用、前菜用）

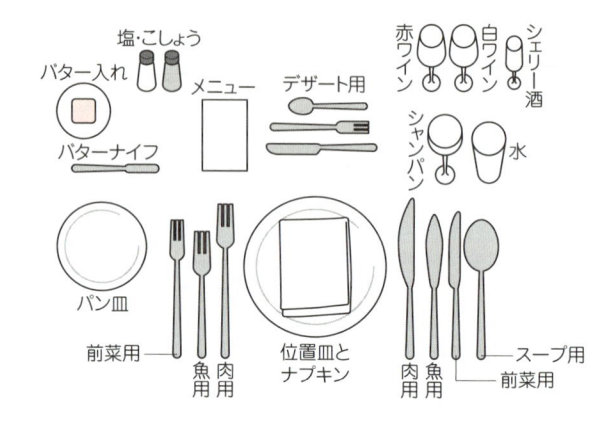

・いすの**左側**から着席・退席する
・ナプキンは料理が運ばれてくる直前（ホストが同席している場合はホストがナプキンを取ったあと）に、二つ折りにして**膝の上**に置く（和服の場合は胸元から下げてもよい）
・テーブルセッティングされたナイフとフォークは、いちばん**外側**のものから順に使う
・ナイフなどを床に落としても自分で拾わず、係りの人に合図して交換してもらう
・皿はテーブルに置いたままにして、**音を立てない**ように食べる
・スープ用のスプーンは手前から向こうへすくう。スープの量が少なくなったら、左手で皿の手前を少し持ち上げる
・塩・こしょうなどは身を乗り出して取ろうとせず、

近くの人に回してもらうよう頼む
- ワインなどをグラスに注いでもらうときはグラスを持たない。飲むときにはグラスの柄の部分を持って飲む
- 同席者の話には耳を傾け，会話を楽しみながら食事をする。食べる速さを同席者に合わせる

テーブルマナーで最も大切なことは，食事を共にする人が互いに不快な思いをすることなく，どれだけ楽しい時間を過ごせるかということです。

（3）中国料理の場合

テーブルを囲んで，大皿に盛られた料理を取り分けながら和やかに食事します。テーブルは円卓，方卓とともに8人掛けが正式とされます。席次は，入り口から遠い席が上座になります。

■中国料理の席次と配膳

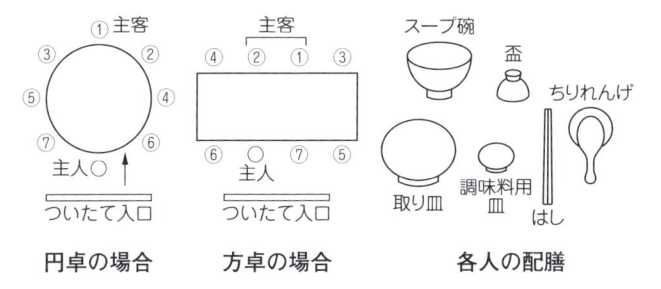

円卓の場合　方卓の場合　各人の配膳

料理はまず最上席の人（主客）から取り分け，回転テーブルを時計回りに回して，一人ずつ取り分けていきます。全員に料理が行きわたったら食べ始めます。

大皿に残った料理は，食べたい人がとってもかまいません。ただし，席から立って料理をとるのはマナー違反です。また，取り皿は味が混ざらないよう，料理ごとに取り替えます。

食事中のたばこは周囲の人に不快感を与え，料理を台無しにするので禁止です。

プラスワン

ちりれんげ
湯（タン）（スープ）や汁の多い料理を食べるときに使う。人差し指を柄の溝に入れてつまむようにして持つ。

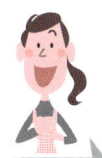

円卓のターンテーブルは，大皿料理がとりやすいように日本で考案されたものです。

2 食文化とは

食文化は、自然条件だけでなく、歴史や宗教、生活習慣などさまざまな影響を受けて育まれてきた。

　人間の食生活は、単に生存するために栄養を補給するだけのものではありません。先人たちは、その土地の気候風土や歴史的条件、宗教や風習、生活習慣などに合わせて農耕牧畜、漁業を行い、おいしく食べるための調理法や保存方法などを工夫してきました。また仲間と食事を共にしながら、さまざまな作法やマナーを形づくり、それを現代に伝えてきたのです。

　こうした食生活を営む中で育まれてきた慣習や伝統を食文化といいます。食生活アドバイザー®は、食文化を深く理解し、先人の知恵を尊重しながら、これからの国際時代にふさわしい食生活のあり方を考えていかなくてはなりません。

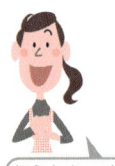

伝えられてきたものを受け継ぐだけでなく、新しい食文化を創造していこうとする気持ちが大切です。

チェック＆テスト

キーポイント			できたらチェック ☑
日本料理のマナー	☐	1	床の間の前は、客をもてなす主人が座る席である。
	☐	2	「そら箸」とは、いったん箸をつけながらも、結局食べずに箸を引いてしまうことをいう。
西洋料理のマナー	☐	3	テーブルセッティングされたナイフは、内側から順に使う。
	☐	4	ナプキンは、料理が運ばれる直前に二つ折りにして膝の上に置く。
中国料理のマナー	☐	5	席次は、円卓の場合でも入り口から遠い席が上座である。
	☐	6	すべての料理を、1枚の取り皿だけでとるのがマナーである。

解答　1.× 床の間の前は上座で客人の席。主人の席は入り口に近い下座である／2.○／3.× 内側ではなく、外側のものから使う／4.○／5.○／6.× 取り皿は味が混ざらないよう、料理ごとに取り替えるようにする

3章 食品学

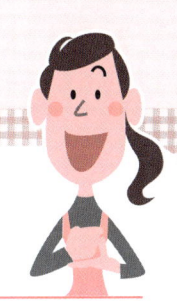

Lesson 1	食品の分類	70
Lesson 2	食品の加工	74
Lesson 3	生鮮食品の表示	78
Lesson 4	加工食品の表示	84
Lesson 5	さまざまな食品表示	90

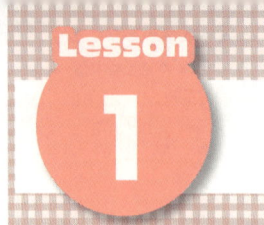

Lesson 1 食品の分類

頻出度 C

冷凍食品，レトルト食品について，それぞれの定義と特徴を理解しましょう。また，特定保健用食品（トクホ），特別用途食品などについては，それらの意味とともに，付されるマークを覚えましょう。

1 食品の分類方法

冷凍食品には，急速冷凍，低温管理，下処理済み，適切な包装といった特性がある。

(1) 自然界での所属による分類
① 植物性食品…穀類，豆類，野菜類，海藻類など
② 動物性食品…魚介類，肉類，卵，乳・乳製品など
③ 鉱物性食品…食塩など，ミネラルからなる食品

(2) 生産形態による分類
① 農産物……穀類，豆類，野菜類，いも類など
② 畜産物……獣鶏肉類，乳類，卵類など
③ 水産物……魚介類，水産ほ乳類，海藻類など
④ 林産物……きのこ類，山菜類，たけのこなど
⑤ 加工食品…①〜④の加工品，飲料，調味料など

(3) 日本食品標準成分表による分類

日本食品標準成分表は，国民が日常的に摂取する食品の成分に関するデータです。可食部100g当たりの食品成分が示されており，学校給食や栄養指導の場，一般家庭などで広く利用されています。

「日本食品標準成分表2015年版（七訂）」では，食品を18食品群に分類し，2,191食品を植物性食品，動物性食品，加工食品の順に記載しています。

クジラなどの海産ほ乳動物類は水産物であり，畜産物ではないことに注意しましょう。

用語

日本食品標準成分表2015年版（七訂）
日本人の伝統的食文化を代表する食品（刺身，天ぷら等），健康志向を反映した食品，子どものアレルギー増加に配慮した食品，栄養成分表示の義務化に対応した食品など，収載食品が拡充された。

（4）用途による分類

①冷凍食品

　生の食材，またはその加工品，調理済み食品などを急速に冷凍し，−15℃以下で保存するものをいいます。業界の自主基準では生産から輸送，販売に至るまで，品温を−18℃以下に保つこととしています。冷凍食品には，次のような特性があります。

- 急速冷凍なので氷の結晶が小さく，食品組織の破損が少ないため，解凍すればほぼ元の状態に戻る
- 低温管理されるため，食中毒等の原因となる微生物の活動を抑えることができ，衛生的である
- 下ごしらえ（下処理）がされているため，調理時間が少なくて済むとともに，不要な部分がほとんどなく，家庭からの生ゴミの排出量を減らせる
- 包装することにより，流通過程における異物混入や乾燥，酸化などから食品が守られる

②チルド食品

　食品の氷結点以上で，微生物の活動がほぼ停止するとされる温度帯（おおよそ−5℃～+5℃）で流通する食品をいいます。素材の食感や風味が保たれます。

③レトルト食品

　食品を耐熱性の各種複合フィルムからなる袋またはトレー等の成形容器に密封して，レトルトとよばれる加圧加熱殺菌装置で殺菌した食品のことをいいます。特に，袋に詰められたものはレトルトパウチ食品とよばれます。

　殺菌料や保存料は使用せず，レトルト殺菌（120℃で4分以上の加熱）により，長期間（1～2年間）の常温保存が可能です。

−18℃以下で保存することにより，防腐剤などの保存料を使わなくても，1年間は品質を保つことができます。

プラスワン

生鮮食品か加工食品か
単に凍結させた野菜や果物，単に冷蔵・凍結させた食肉や水産物はどれも生鮮食品に分類される。これに対し，調理冷凍食品，チルド食品，レトルトパウチ食品は加工食品に分類される。

2 健康食品

特定保健用食品、栄養機能食品、機能性表示食品の3種類を保健機能食品という。

(1) 保健機能食品

保健機能食品とは、おなかの調子を整える、脂肪の吸収をおだやかにするなど、特定の保健の目的が期待できる（健康の維持および増進に役立つ）という機能性を表示できる食品です。次の3種類があります。

①特定保健用食品（「トクホ」とよぶ）

健康の維持増進に役立つことが科学的根拠に基づいて認められ、「コレステロールの吸収を抑える」などの表示が許可されている食品です。表示されている効果や安全性については国が審査を行い、食品ごとに消費者庁長官が許可します。右のマークが付されます。

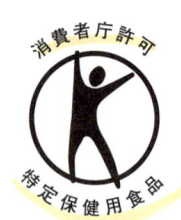

②栄養機能食品

栄養成分（ビタミン・ミネラルなど）の補給のために利用される食品であり、栄養成分の機能を表示できます。基準に適合すれば、届出や許可はいりません。

③機能性表示食品

科学的根拠に基づいた機能性を、事業者の責任において表示できる食品です。国による審査や許可は受けませんが、安全性と機能性の根拠に関する情報などを販売前に消費者庁長官に届け出る必要があります。

ただし「特定保健用食品」とは異なり、個別に消費者庁長官の許可を受けているものではありません。届出制です。

機能性を表示できる食品は特定保健用食品と栄養機能食品に限られていましたが、機能性をわかりやすく表示した商品を増やすため、2015（平成27）年度から機能性表示食品の制度がはじまりました。

プラスワン

栄養機能食品の対象
2015（平成27）年度から栄養成分の機能を表示できるものとしてn－3系脂肪酸、カリウム、ビタミンKが追加された。また生鮮食品（鶏卵以外）も栄養機能食品の基準の適用対象となった。

(2) 特別用途食品

乳児，幼児，妊産婦，病者などの発育，健康の保持・回復などに適するという特別な用途について表示するものです。健康増進法を根拠とする制度であり，特別用途食品として販売するには国の許可が必要です。右のマークが付されます。

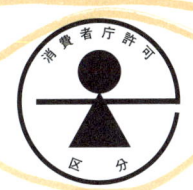

(3) 健康補助食品

国による上記の制度のほかにも，健康補助食品やサプリメントなどと称してさまざまな商品が出回っています。そこで，公益財団法人である日本健康・栄養食品協会では健康補助食品について規格基準を設定し，その食品の安全面や衛生面，表示内容などを審査して，基準に適合したものに右のような認定マークの表示を許可しています。

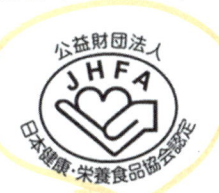

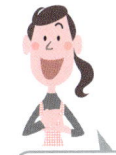

> JHFA（日本健康・栄養食品協会の頭文字）のマークは健康補助食品の安全性を保証するものです。

チェック＆テスト

キーポイント			できたらチェック ☑
食品の分類方法	☐	1	クジラは，魚類ではなくほ乳類なので，畜産物に分類される。
	☐	2	冷凍食品は，業界の自主基準により－18℃以下に保たれる。
	☐	3	レトルト食品には，一般の食品よりも多くの保存料が使用されている。
健康食品	☐	4	特定保健用食品〈トクホ〉，栄養機能食品，機能性表示食品は，食品の機能性を表示することが認められている。
	☐	5	特別用途食品は，食品衛生法を根拠としている。
	☐	6	JHFA認定マークは，健康補助食品に関する国の制度である。

解 答 1.× クジラは畜産物ではなく，水産物に分類される／2.○／3.× 保存料は使用せず，レトルト殺菌により長期間の常温保存が可能である／4.○／5.× 食品衛生法ではなく，健康増進法である／6.× 国の制度ではなく，公益財団法人日本健康・栄養食品協会の事業である

Lesson 2 食品の加工

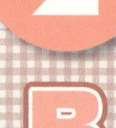

頻出度 B

食品加工の目的やその方法などについて学習しましょう。3種類の加工方法のうち，生物的加工が特に重要です。茶やアルコール飲料については，それぞれの分類の仕方を理解しましょう。

生鮮食品は水分を多く含むため，常温で放置すると腐敗して食用に適さなくなります。そこで食品を加工して，長期間の貯蔵・輸送に耐えられるようにする必要があります。

1 加工の目的・方法

食品の加工方法として，物理的加工，化学的加工，生物的加工の3種類がある。

(1) 食品を加工する目的

①貯蔵性・保存性の向上…長時間あるいは長期間の保存ができる

②食べやすくする…大きさや形，型を変えて，食べやすくし，また，消化吸収しやすいものにする

③付加価値を高める…原材料よりおいしいものにし，嗜好性や娯楽性を高める

④安全性の確保…食べられない部分や有毒な部分を取り除き，安全な食品として提供できる

⑤栄養価の向上…消化吸収率を高めて，栄養素を効果的に利用する

⑥輸送性の向上…長距離の輸送を可能にし，安定供給につなげる

⑦価格の下落防止…収穫物の一部を加工貯蔵し，販売量を調整することで，生産過剰による価格下落を防ぐ

(2) 加工方法の分類

① <u>物理的加工</u>…食品を切る，粉砕する，混ぜる，乾燥させる，加熱するなどの操作によって加工します。

② <u>化学的加工</u>…酸化，中和，加水分解などによって，食品そのものを化学変化させる加工方法です。

③ <u>生物的加工</u>…カビや酵母，細菌などの微生物の働き（発酵）を利用する加工方法です。発酵作用によってできた食品を<u>発酵食品</u>といいます。

■発酵食品と微生物の種類

発酵食品	微生物の種類
かつお節	カビ
パン，ビール，ワイン	酵母
ヨーグルト，納豆，食酢	細菌
チーズ	細菌＋カビ
漬物	細菌＋酵母
清酒，焼酎	カビ＋酵母
しょうゆ，みそ	カビ＋酵母＋細菌

(3) 食品の保存方法

食品が変質や腐敗などによって食用に適さなくなることを防ぐために，さまざまな保存方法が考え出されてきました。どれも微生物の繁殖を抑えるなどの作用があります。代表的な保存方法と主な食品をまとめておきましょう。

低温貯蔵	冷蔵食品，冷凍食品
空気の遮断	缶詰，びん詰
乾燥	スルメ，干ししいたけ，プルーン
塩蔵	新巻鮭，塩辛，わかめ
酢漬け	ピクルス
燻煙	ベーコン，スモークサーモン

プラスワン

物理的加工の例
魚の開き，干し柿，小麦や米の粉末化など。

化学的加工の例
たとえば「水あめ」は，デンプンにシュウ酸を加え，加水分解することによってつくられる。

プラスワン

腐敗と発酵
微生物が食品の成分を変化させる作用のうち，人間に有害無益なものを腐敗といい，有益なものを発酵という。

乳を乳酸菌またはカビで発酵させ凝固させたものをナチュラルチーズ，数種類のナチュラルチーズを混合したものをプロセスチーズといいます。

用語

燻煙
木材を高温に熱したときに出る煙を，塩漬けにした肉や魚に当て，煙に含まれる殺菌成分などによって保存性を高める技法。燻煙によって加工される食品を燻製という。

2 いろいろな加工食品

🥕 茶とアルコール飲料は、どちらも製法の違いによって3種類ずつに分けられる。

(1) 穀類の加工品

①米の加工品

- うるち米…新粉、上新粉、ビーフンなど
- もち米……白玉粉、道明寺粉、餅、あられなど

②小麦の加工品

小麦の胚乳部分を粉にしたものが**小麦粉**です。含まれるグルテンの量によって、3種類に分けられます。

少ない←	グルテンの量	→多い
薄力粉	中力粉	強力粉
ケーキ クッキー など	うどん 中華めん など	パン パスタ など

(2) 大豆の加工品

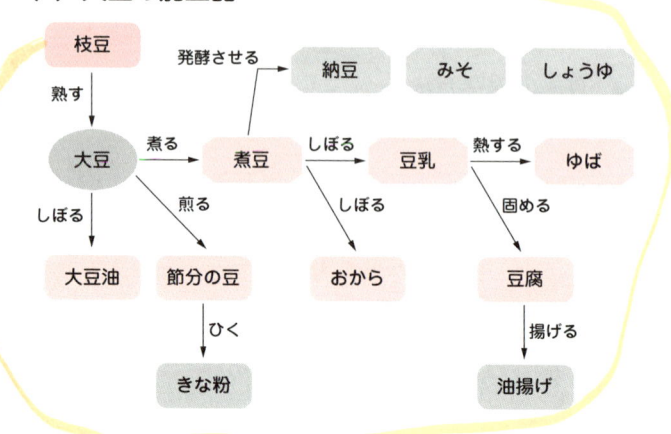

枝豆 →(熟す)→ 大豆
大豆 →(発酵させる)→ 納豆、みそ、しょうゆ
大豆 →(煮る)→ 煮豆 →(しぼる)→ 豆乳 →(熱する)→ ゆば
大豆 →(しぼる)→ 大豆油
大豆 →(煎る)→ 節分の豆 →(ひく)→ きな粉
煮豆 →(しぼる)→ おから
豆乳 →(固める)→ 豆腐 →(揚げる)→ 油揚げ

(3) 果実飲料

果汁100％のものを「ジュース」とよびます。これには、果汁を搾ってそのまま加工する**ストレート**と、搾った果汁を一度濃縮してから薄める**濃縮還元**とが含

プラスワン

新粉と上新粉
みたらしだんごやかしわ餅などの材料になる。新粉に比べて上新粉のほうがずっと目が細かい。

白玉粉と道明寺粉
白玉粉は目が細かく、白玉だんごなどの材料になる。道明寺粉は目が粗く、桜餅などの材料になる。

プラスワン

ポリフェノール
抗酸化力があり、人体によくない活性酸素を除去する植物成分。大豆に含まれるイソフラボン、茶に含まれるカテキンやタンニンなどはポリフェノールの仲間である。チョコレートにも含まれている。

まれます。なお，果汁10％以上100％未満のものは「果汁入り飲料」とよびます。

(4) 茶，アルコール飲料

■ 製法による茶の分類

発酵茶	茶葉を完全に発酵させる	紅茶，プーアル茶 など
半発酵茶	茶葉の発酵を途中でやめる	ウーロン茶 など
不発酵茶	茶葉を蒸して乾燥させるだけ	緑茶（抹茶，玉露，煎茶，番茶など）

■ 製法によるアルコール飲料の分類

醸造酒	原料を酵母などで発酵させる	ビール，ワイン，清酒，紹興酒 など
蒸留酒	醸造酒をさらに蒸留する	焼酎，泡盛，ウイスキー，ジン，ブランデー など
混成酒	上記2つに香味などを加える	梅酒，リキュール類，みりん など

> お茶は製法の違いにより3種類に分けられますが，どれも同じ茶の樹の若葉や若芽から製造されます。

プラスワン

カフェイン
茶やコーヒーなどに含まれる有機化合物。大脳を興奮させる働きがあり，大量に摂取すると麻痺などの症状が起こることもある。

チェック＆テスト

キーポイント			できたらチェック ✓
加工の目的・方法	□	1	加工食品には保存性の向上，食べやすくすること，安全性の確保などといった目的がある。
	□	2	微生物の働きを利用した加工方法を，化学的加工という。
	□	3	食品の保存方法として，乾燥，塩蔵，燻煙などが挙げられる。
いろいろな加工食品	□	4	上新粉，白玉粉，薄力粉は，いずれも米の加工品である。
	□	5	紅茶は不発酵茶であるが，抹茶や煎茶は発酵茶である。
	□	6	ビール・清酒・ワインは醸造酒，焼酎・ウイスキー・ブランデーは蒸留酒に分類される。

解答 1.○／2.× 化学的加工ではなく，生物的加工である／3.○／4.× 上新粉と白玉粉は米の加工品であるが，薄力粉は小麦の加工品である／5.× 紅茶は発酵茶であり，抹茶や煎茶などの緑茶が不発酵茶である／6.○

Lesson 3 生鮮食品の表示

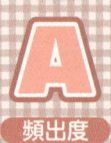

頻出度 A

生鮮食品（農産物，水産物，畜産物）の表示について学習します。まず，生鮮食品と加工食品の区別が重要です。また，生鮮食品ごとの原産地表示の仕方の違いをしっかりと理解しましょう。

1 新しい食品表示制度

生鮮食品は，「名称」と「原産地」の表示が義務づけられている。

(1) 食品表示法と食品表示基準

食品の表示については従来，JAS法，食品衛生法，健康増進法が異なる目的のもとにルールを定めていたため複雑なものになっていました。そこで2015（平成27）年4月から食品表示法が施行され，上記3法による食品表示の規定を統合して，消費者，事業者双方にとってわかりやすい制度に改正されました。具体的なルールは食品表示基準に定められ，食品関連事業者に基準の遵守を義務づけています。

(2) 生鮮食品と加工食品の区別

生鮮食品とは，加工食品および添加物以外の食品をいい，農産物・畜産物・水産物に分けられます。

単に洗浄したり切断したり，凍結させただけのものは加工食品ではなく，生鮮食品として扱われます。これに対して，加熱処理や乾燥，味付けなどを行ったものはもちろん，異なる種類の農産物・畜産物・水産物をそれぞれ混ぜ合わせたパック詰めなどは加工食品として扱われます。具体的な例を見ておきましょう。

用語

JAS法
「農林物資の規格化等に関する法律」のこと。食品表示法の施行により，JAS法の食品表示に関する規定は食品表示法に移管され，名称が変更された。

食品表示基準
従来の法律で定められていた58本の表示基準を統合した内閣府令。

食品関連事業者
食品の製造者，加工者，輸入者または販売者。

きのこ類や山菜類などの林産物も，食品表示基準では農産物に含まれます。

Lesson 3 生鮮食品の表示

①生鮮食品扱いの例
- キャベツだけのせん切り
- 豚肉だけの挽き肉
- マグロだけの刺し身
  （マグロの赤身とトロの盛り合わせや，黒マグロとミナミマグロの刺し身の盛り合わせなども，マグロとして同種であるため，生鮮食品扱いになる）

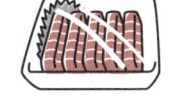

②加工食品扱いの例

（異なる種類の混合）
- キャベツ，レタスなどのミックスサラダ
- 豚と牛の合い挽き肉
- 鶏肉とカット野菜の鍋セット

（加熱処理）
　たけのこ水煮，茹でエビ，蒸しタコ

（日干し等の乾燥）
　干ししいたけ，アジの開きの天日干し，ホッケの開き

（その他）
　牛肉やカツオのタタキ，塩抜きした塩蔵わかめ
　焼き肉用の調味液に漬けた牛肉
　トンカツ用にパン粉をつけた豚肉

プラスワン

経過措置期間
業務用を除く生鮮食品で2016（平成28）年9月末までに販売されるものについては，食品表示法施行前の旧基準に基づく表示も認められる。

(3) 生鮮食品の表示

　生鮮食品には「**名称**」と「**原産地**」を表示することが義務づけられています。

　同じ種類の生鮮食品でも複数の原産地が混合している場合は，全体に占める**重量の割合**の高いものから順に表示します。また，異なる種類の生鮮食品であって複数の原産地のものを詰め合わせた場合は，それらの生鮮食品それぞれの名称に原産地を併記する必要があります。

「名称」については，その生鮮食品の一般的な名称を表示することとされています。

3章 食品学

容器に入れられたり包装されたりしている場合は，その見やすい箇所に表示します。これに対し，容器・包装がない場合には，商品に近接した場所に立て札や段ボールの掲示板などを使って表示します。

流通業者（卸売業者，輸入業者等）の場合は，容器もしくは包装の見やすい箇所，送り状，納品書などに表示すれば，表示義務を果たしたものとされます。

なお，生産者が生産したその場で一般消費者に直接販売する場合や，レストランなどで提供する生鮮食品については，表示制度の適用範囲外となります。

2 農産物の表示

国産品には都道府県名，輸入品には原産国名を表示するのが原則。

(1) 農産物とは

野菜（きのこ類・山菜類を含む）や果実のほかに，米穀（玄米，精米），麦類，豆類，雑穀（とうもろこし，そば等）などが農産物に含まれます。

(2) 原産地表示について

■農産物の表示の例

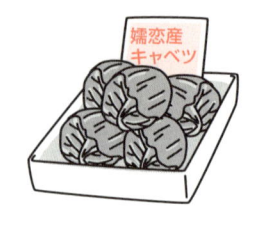

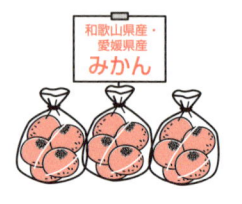

国産品は原則として都道府県名を表示します。ただし，市町村名や旧国名その他一般に知られている地名（信州，津軽，下仁田，淡路島など）を原産地として表示することもできます。輸入品の場合は原産国名を

プラスワン

農協（JA）に出荷する場合

農協が消費者への販売まで委託されているものと考えられるため，生産者から農協に出荷する時点では，原産地の表示などはしなくてもよい。

プラスワン

袋詰めされた米穀

玄米・精米で容器包装に入れられたものは，名称と原産地のほかに次の表示も必要。
・原料玄米
・内容量
・調製，精米あるいは輸入された年月日
・食品関連事業者の氏名または名称，住所，電話番号

果実類などを店舗内でカットして，その場で飲食用として販売するような場合は表示義務の対象となりません。

Lesson 3　生鮮食品の表示

表示し，やはり一般に知られた地名（カリフォルニアなど）を原産地として表示することができます。

3　畜産物の表示

国産品には「国産」と表示するのが原則。輸入品には原産国名を表示する。

(1) 畜産物とは

牛，豚，鶏などの肉類のほか，鶏卵などの食用鳥卵（殻付きのものに限る），乳などが含まれます。

(2) 原産地表示について

国産品には「国産（または国内産）」と表示します。ただし，国産品に限り，主たる飼養地（最も長く飼養されていた場所）の属する都道府県名や旧国名その他一般に知られている地名を原産地として表示することができ，この場合「国産」の表示は省略できます。

神戸牛，松阪牛などの地名を冠した銘柄名を表示する場合は，銘柄名に含まれている地名が主たる飼養地と同一であれば，国産である旨の表示を省略できます。

輸入品は必ず原産国名を表示します。ただし，生体で輸入して日本国内でも飼養した場合は，飼養期間の長さによって原産地が決まります。

①Ａ国での飼養期間のほうが長い→原産地：Ａ国

Ａ国	国内
(18か月)	(12か月)

原産国名として「Ａ国」と表示

②国内での飼養期間のほうが長い→原産地：日本

Ａ国	国内
(12か月)	(18か月)

「国産」と表示

プラスワン
パック詰めの鶏卵
名称と原産地のほかにアレルゲン，保存方法，賞味期限，使用の方法なども表示する。生食用のものは10℃以下で保存することが望ましい旨も表示する。

地卵＝赤玉ではありません。卵の殻の色は鶏の品種によるもので，また，栄養価は地卵も赤玉も白い卵と変わりません。

プラスワン
鶏卵のサイズ
重量によって，LL，L，M，MS，S，SSの6つの段階に区分されている。

プラスワン

パック詰めの生肉
名称と原産地のほかに，アレルゲン，保存方法，消費期限または賞味期限，添加物なども表示する。

プラスワン

黒豚
純粋のバークシャー種の豚の肉。もともとはイングランド原産。

SPF豚
特定の病原菌を持っていないことが証明された豚のこと。

貝類の場合，「砂抜き」をした場所ではなく，その貝を漁獲した場所が原産地となります。輸入した貝の「砂抜き」を国内で行った場合も原産国名を表示しなければなりません。

なお，牛肉，豚肉等の名称のほかに，部位（もも，ロースなど）や用途（焼き肉用など）が業界ルール等によって表示されます。

■食肉の食品表示の例

- 国産　豚ロース肉
- 黒毛和牛　ステーキ用（宮崎県産）
- 米沢牛　切り落とし
- 豪州産　牛肩ロース

「和牛」とは，黒毛和種，褐毛和種，日本短角種，無角和種の4品種をいいます。「国産」と同じ意味ではないことに注意しましょう。

4　水産物の表示

国産品には水域名を表示するのが原則。輸入品には原産国名を表示する。

(1) 原産地の表示

国産品は，漁獲した水域名（銚子沖，玄界灘など）を原産地として表示します。マグロのように広範囲に回遊する魚種もありますが，たとえば北太平洋で漁獲したことが確認できるのであれば「北太平洋」と表示します。ただし，漁獲した水域の特定が困難な場合に限り，水揚げ港またはその属する都道府県名を表示することができます。養殖の場合は，主な養殖場が属する都道府県名です。輸入品は原産国名を表示します。

なお，水域名に水揚げ港または都道府県名を併記することや，原産国名に水域名を併記することは認められています。

(2) その他の表示

名称と原産地のほか，凍結させた水産物を解凍した

Lesson 3　生鮮食品の表示

ものには「解凍」（「冷凍」ではないので注意），また養殖ものには「養殖」と表示しなければなりません。

なお，単品の刺し身に「つま」が添えられていても，主たる商品である刺し身について名称・原産地の表示があればよく，添え物についての表示は不要です。

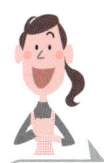

養殖でないものについて「天然」と表示することは認められていますが，表示の義務はありません。

■水産物の食品表示の例

国産品	・ニシン　石狩湾 ・シジミ　宍道湖 ・アユ　四万十川 ・サンマ　三陸沖（大船渡港） ・スルメイカ　日本海（新潟県） ・ミナミマグロ　解凍　焼津港 ・養殖　ブリ　鹿児島県産
輸入品	・キングサーモン　カナダ ・ハマグリ　中国 ・タコ　モロッコ（大西洋） ・タラバガニ　ロシア（オホーツク海）

プラスワン

パック詰めの切り身・むき身にした魚介類
名称と原産地のほかにアレルゲン，保存方法，消費期限または賞味期限，添加物なども表示する（なお，フグには特別の表示が必要）。

チェック&テスト

キーポイント			できたらチェック ☑
生鮮食品と加工食品の区別	□	1	単に洗浄したり切断したり，凍結させたものは生鮮食品，加熱処理や乾燥，味付けなどを行ったものは加工食品として扱われる。
	□	2	豚と牛の合い挽き肉は，生鮮食品として扱われる。
農産物の表示	□	3	国産品の原産地は，市町村名で表示するのが原則である。
	□	4	輸入品でも，一般に知られた地名を原産地として表示できる。
畜産物の表示	□	5	国産品の場合，都道府県名を原産地表示とすることもできる。
	□	6	外国からの輸入ものに「国産」と表示してはいけない。
水産物の表示	□	7	国産品には，水揚げ港を表示するのが原則とされている。
	□	8	凍結させた水産物を解凍したものには，「解凍」と表示する。

解答　1.○／2.× 異種混合なので加工食品として扱われる／3.× 市町村名ではなく，都道府県名が原則である／4.○／5.○／6.× 輸入してから日本国内での飼養期間のほうが長いものについては「国産」と表示する／7.× 水揚げ港ではなく，水域名が原則である／8.○

Lesson 4 加工食品の表示

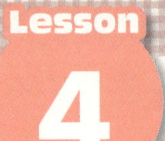

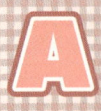

A 頻出度

食品表示基準による加工食品の表示を中心に学習します。特にどのような加工食品が表示対象となるのか、複合原材料とは何か、原料原産地名の表示が必要となるのはどんな場合か、などが重要です。

1 表示の対象となる範囲

表示対象となる加工食品は、容器に入れられたもの、包装されたものに限られる。

すべての加工食品に表示が義務づけられているわけではなく、一般消費者に販売される加工食品のうち、容器に入れられたもの、または包装されたものが表示の対象となります。ただし、製造加工して直接販売する場合には、たとえ包装パックなどの容器に入れても適用されません。

> 生鮮食品は、包装などされていなくても表示が義務づけられています。→ P.80

> 製造加工して直接販売する店の場合、品質はその店に聞けばわかるので、食品表示基準による表示は免除されるのです。

■加工食品の表示例

（表示対象）
・工場で製造した総菜をスーパーが仕入れて小売りする場合
・コンビニで販売しているお弁当

（表示対象外）
・スーパーのバックヤードで製造した総菜
・レストランなどの外食店で提供される飲食物
・ファストフードのテイクアウト
・宅配ピザや寿司の出前などのデリバリー形態

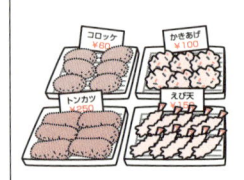

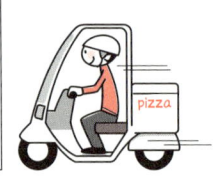

2 表示する事項

加工食品は，「名称」「原材料名」「消費期限または賞味期限」などの表示が義務づけられている。

(1) 基本的な義務表示事項

次の①～⑥の6項目が義務表示事項とされます。

■加工食品の表示例

名　　称	お弁当
原材料名	ご飯，煮物（じゃがいも，にんじん，しいたけ，その他），厚焼卵，キャベツ，のり 調味料（アミノ酸等），酸化防止剤（V.C）
内 容 量	250 g
消費期限	20XX.10.15
保存方法	直射日光，高温多湿を避け，お早めにお召し上がり下さい
製 造 者	○○株式会社　○○県○○市○○町…

① **名称**

一般的な名称を表示します。

② **原材料名・添加物**

原材料名を重量の割合の高い順に表示し，添加物を原材料と明確に区別して重量の割合の高い順に表示します（上記表示例では，原材料名のあとに，改行して添加物〔調味料など〕を表示）。

なお，上記表示例の「煮物」のように2種類以上の原材料からなる原材料を「複合原材料」といいます。複合原材料名のあとにカッコを付け，複合原材料に占める割合の高い原材料から順に表示します。ただし，省略が認められる場合もあり，たとえば，複合原材料の原材料が3種類以上ある場合，複合原材料に占める重量の割合が3位以下で，かつその割合が5％未満の

プラスワン

経過措置期間
2020（平成32）年3月末までに製造・加工・輸入される一般用の加工食品・添加物および販売される業務用の加工食品・添加物については，食品表示法施行前の旧基準に基づく表示も認められる。

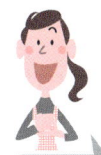

商品名が一般的な名称である場合は，商品名を名称として表示することもできます。

プラスワン

原材料名と添加物とを明確に区別するための方法
・改行する
・スラッシュ等で区分する
・原材料名とは別個に添加物の欄を設ける

プラスワン

製造年月日など

かつては製造年月日の表示が義務づけられていたが，現在では製造年月日（または加工日）の表示は義務づけられていない。
また，「品質保持期限」という用語も現在では使われていない。

期限の設定は科学的・合理的根拠に基づき，安全も考慮したうえで製造業者等が独自に行います。保健所などが決定するわけではありません。

プラスワン

輸入品の場合

加工食品が輸入品である場合は，輸入業者の氏名（または名称）と営業所の所在地を表示するほか，その食品を最終的に加工した国の名称を原産国名として表示する。

原材料は「その他」とすることができます。

③内容量

食品の重さ，体積，または個数を表示します。

④期限表示

品質が急速に劣化しやすい食品には「消費期限」であることを示す年・月・日を表示し，それ以外の食品には「賞味期限」であることを示す年・月・日（3か月を超える場合は年・月のみでもよい）を表示します。

■消費期限と賞味期限

	消費期限	賞味期限
意味	定められた方法で保存した場合，腐敗等の品質の劣化により安全性を欠くこととなるおそれがないと認められる期限	定められた方法で保存した場合，期待されるすべての品質の保持が十分可能であると認められる期限
表示方法	「年・月・日」で表示	原則「年・月・日」。期間3か月超の場合は「年・月」でも可
対象食品	弁当，総菜，サンドイッチ，生菓子など	缶詰，スナック菓子，牛乳，冷凍食品など
期限超過の場合	期限を過ぎたら食べないほうがよい	期限を過ぎても食べられないわけではない

⑤保存方法

開封前の保存方法として「10℃以下で保存する」，「直射日光を避ける」などの表示をします。

⑥食品関連事業者の氏名等・製造所の所在地等

製造業者，輸入業者などのうち，表示内容に責任を有する者の氏名（または名称）と住所を表示します。
製造所または加工所の所在地のほか，製造者または加工者の氏名（または名称）を表示します。

(2) 原料原産地名が必要な場合

　加工食品については生鮮食品とは異なり，原産地名を表示しないのが原則です。しかし，加工食品の中には，カット野菜ミックスなどのように生鮮食品とあまり変わらないものも含まれています。そこで，このような生鮮食品に近いもの（「**対象加工食品**」という）については，主な原材料のみ原料原産地名の表示が義務づけられています。「主な原材料」とは，原材料に占める重量の割合が最も多い生鮮食品であって，かつ，その割合が**50％以上**のものを指します。

■対象加工食品の例

- 乾燥きのこ類，乾燥野菜および乾燥果実
- 塩蔵したきのこ類，塩蔵野菜および塩蔵果実
- ゆで，または蒸したきのこ類，野菜および豆類等
- 異種混合したカット野菜，異種混合したカット果実その他野菜，果実，きのこ類を異種混合したもの
- 緑茶および緑茶飲料
- 餅
- こんにゃく
- 調味した食肉，表面をあぶった食肉
- ゆで，または蒸した食肉および食用鳥卵
- フライ種として衣をつけた食肉
- 素干魚介類，煮干魚介類およびこんぶ，焼きのり等
- 塩蔵魚介類および塩蔵海藻類
- 調味した魚介類，表面をあぶった魚介類
- ゆで，または蒸した魚介類および海藻類
- フライ種として衣をつけた魚介類
- 合い挽き肉その他異種混合した食肉
- 上記のほか，生鮮食品を異種混合したもの

> 対象加工食品の原材料のすべてに原料原産地名の表示が義務づけられているわけではありません。

> 加工食品は，原料原産地名を表示しないけれど，対象加工食品として，原料原産地名の表示をする場合があることに注意しましょう。

(3) 表示事項の一部を省略できる主な場合

次の①〜⑥の場合，右の表示事項を省略できます。

①	容器包装の表示可能面積が30cm²以下であるもの	原材料名・添加物，原料原産地名等
②	原材料が1種類のみのもの（缶詰，食肉製品除く）	原材料名
③	常温で保存すること以外に保存方法に留意すべき事項がないもの	保存方法
④	内容量を外見上容易に識別できるもの	内容量
⑤	品質の変化が極めて少ないチューインガムなど	期限表示
⑥	表示内容に責任を有する者の住所等が製造所の所在地等と同一である場合	製造所の所在地等

> **プラスワン**
> **業務用加工食品の場合**
> 消費者向けの一般用とは異なり，業務用加工食品については内容量や栄養成分表示が必要とされていない反面，アレルゲン等の表示が義務づけられている。

3 牛乳の表示

「牛乳」と表示できるのは，原料が生乳100%のものに限られている。

(1) 飲用乳の分類

食品衛生法に基づく省令により分類されています。

①原料が生乳100%のもの＝「牛乳」の表示ができる

- 「牛乳（成分無調整）」…生乳（牛から搾ったままの乳）を加熱殺菌しただけのもの
- 「成分調整牛乳」…生乳から乳脂肪分その他の成分の一部を除去したもの。乳脂肪分0.5〜1.5%のものを低脂肪牛乳，0.5%未満ならば無脂肪牛乳という

②生乳に他の原料を添加したもの

- 「加工乳」…生乳にバターや脱脂粉乳などの乳製品と水分を添加し，成分を調整したもの

> **プラスワン**
> **食品衛生法に基づく省令**
> 「乳及び乳製品の成分規格等に関する省令」のこと。乳等省令とよばれている。
>
> **牛乳の主な殺菌方法**
> ・低温長時間殺菌法
> 63℃で30分間加熱する。ほとんどの場合，消費期限を表示する。
> ・超高温殺菌法
> 120〜130℃で2〜3秒間加熱する。一般的な殺菌法で，賞味期限が表示される。

Lesson 4　加工食品の表示

・「乳飲料」…生乳や乳製品を主原料として，鉄分やカルシウム，ビタミン等の栄養分，果汁，コーヒーなどを加えたもの

(2) 飲用乳の表示

公正競争規約に従って表示されます。

■牛乳（成分無調整）の表示例

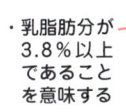

- 乳脂肪分が3.8％以上であることを意味する
- どのような殺菌方法でも，栄養価には差がない

種類別名称	牛乳
商 品 名	3.8牛乳
無脂乳固形分	8.8％以上
乳 脂 肪 分	3.8％以上
原 材 料 名	生乳100％
殺　　　菌	130℃2秒間
内 容 量	1000ml
賞 味 期 限	上部に記載
保 存 方 法	10℃以下で保存してください
開封後の取扱	開封後は，賞味期限にかかわらずできるだけ早くお飲みください
製造所所在地	東京都新宿区中央○-×-△
製 造 者	○○乳業（株）東京工場

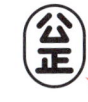

・業界の定めた公正競争規約に従い適正な表示がなされていることを表している

用語

公正競争規約

景品表示法に基づいて認定された業界の自主ルールのこと。飲用乳は食品表示基準に基づく表示のほかに，牛乳業界が定めた「飲用乳の表示に関する公正競争規約」に基づく表示が必要とされる。

チェック＆テスト

キーポイント			できたらチェック
表示の対象となる範囲	□	1	食品表示基準に基づく表示が義務づけられる一般用加工食品は，容器に入れられたもの，または包装されたものである。
	□	2	製造加工して一般消費者に直接販売する場合も表示対象となる。
表示する事項	□	3	「複合原材料」とは，2種類以上の原材料からなる原材料をいう。
	□	4	弁当や総菜など，品質の劣化が早い食品には賞味期限を表示する。
	□	5	生鮮食品に近い加工食品については，原材料のすべてに原料原産地名の表示が義務づけられている。
	□	6	原材料と添加物は，両方合わせて重量の割合の高い順に並べる。
牛乳の表示	□	7	低脂肪牛乳も無脂肪牛乳も，原料は生乳100％である。

解答　1.○／2.× 飲食料品を製造加工して一般消費者に直接販売する場合は対象外／3.○／4.× 品質の劣化が早い食品には消費期限を表示する／5.× 主な原材料にのみ義務づけられている／6.× 原材料と添加物は明確に区別して，それぞれ重量の割合の高い順に表示する／7.○

第3章　食品学

Lesson 5 さまざまな食品表示

頻出度 B

「有機」と表示できるのはどのような場合か，遺伝子組み換え表示やアレルギー表示が義務づけられている食品は何か，などが重要です。また，栄養成分表示についても理解しましょう。

1 有機農産物の表示

> 「有機○○」の名称は，有機JASマークの付いたものでなければ表示できない。

かつては，さまざまな方法でつくられた農産物について「無農薬野菜」や「有機農法」などといった表示が氾濫し，消費者の適正な商品選択に混乱が生じていました。そのため現在では，**有機JASマーク**が付けられたものでなければ「有機」または「オーガニック」などの表示ができない制度となっています。

■有機JASマーク

認定機関名

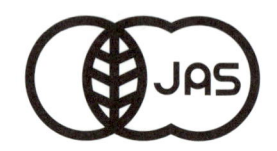

有機農産物のほかに，有機飼料，有機畜産物，有機加工食品にも付けることができる

有機農産物とは，堆肥などで土づくりを行い，栽培中だけでなく種まきや植えつけ前2年以上（多年生作物は収穫前3年以上），原則として農薬と化学肥料を使わず，遺伝子組み換え技術を用いずに生産した農産物をいいます。これを登録認定機関が検査し，認定された事業者のみが有機JASマークの表示を許されます。

用語

JAS
Japanese Agricultural Standardの頭文字。「日本農林規格」の略称であり，JAS規格はJAS法によって定められた制度である。
→ P.155参照

2 遺伝子組み換え食品の表示

豆腐，納豆，みそは遺伝子組み換え表示の対象であるが，しょうゆ，食用油は対象とされない。

(1) 表示対象となる食品

食品表示基準に基づき，下の表の**8種類の農産物**またはその加工食品が**遺伝子組み換え食品**である場合，その旨を表示しなければなりません。ただし加工食品の場合は，**主な原材料**（重量が上位**3位以内**で，かつ全原材料に占める割合が**5％以上**のもの）のみ表示が義務づけられます。

■遺伝子組み換えの表示対象となる食品

〔8種類の農作物〕
①じゃがいも（ばれいしょ）
②大豆（枝豆，大豆もやし含む）　③てん菜
④とうもろこし　⑤なたね　⑥綿実　⑦アルファルファ
⑧パパイヤ

〔上記農産物の加工食品（主なもの）〕
・大豆の加工品
　豆腐，油揚げ，凍豆腐，おから，ゆば，納豆，みそ，豆乳類，きな粉，大豆缶詰
・とうもろこしの加工品
　コーンスナック菓子，コーンスターチ，ポップコーン
・じゃがいもの加工品
　乾燥じゃがいも，ポテトスナック菓子

> 遺伝子組み換えの表示は，飲食店などで調理して出すような場合には必要ありません。

> 「ばれいしょ」とは，「じゃがいも」の別称であり，同じものです。

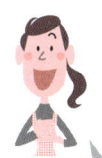

(2) 表示方法
①分別生産流通管理を行っている遺伝子組み換え食品の場合

　（表示例）・大豆（遺伝子組み換え）
　　　　　・大豆（遺伝子組み換えのものを分別）

用語

分別生産流通管理
遺伝子組み換え農産物と遺伝子組み換えでない農産物とを，生産・流通・加工の各段階で相互に混入しないように管理し，そのことが書類等によって証明されていること。

②遺伝子組み換え食品と遺伝子組み換えでない食品の分別生産流通管理を行っていない場合

（表示例）大豆（遺伝子組み換え不分別）

上記①と②は義務表示ですが，以下の③と④のような遺伝子組み換えでない旨の表示は任意表示です。

③遺伝子組み換えでない食品を，分別生産流通管理のもとに使用している場合

（表示例）・大豆（遺伝子組み換えでない）
　　　　　・大豆（遺伝子組み換えでないものを分別）

④組み換えられた遺伝子およびそれによって生じたたんぱく質が，製造過程において存在しなくなる場合

（表示例）・大豆（遺伝子組み換えでない）

3　アレルギー表示

必ずアレルギー表示をする特定原材料は，卵・乳・小麦・エビ・カニ・そば・落花生の7品目。

(1) 食物アレルギーと表示制度

　食物に含まれるアレルゲン（アレルギーの原因となる物質）を異物と認識し，からだが自分自身を防御するために過敏な反応を起こすことを食物アレルギーといいます。具体的には，かゆみ，じんま疹，まぶたの腫れ，腹痛，おう吐，ぜんそく等の症状が現れます。アナフィラキシーショックとよばれる最も激烈なタイプでは呼吸困難，血圧低下，意識消失などの症状が起こり，死に至る場合もあります。

　そこで，特定のアレルギー体質をもつ人の健康危害を防止するため，食品表示基準では，アレルゲンを含む一定の原材料について，表示を行う制度を定めています。

プラスワン

しょうゆ，大豆油など
しょうゆや大豆油などは，組み換えられた遺伝子等が加工後に検出されないため，遺伝子組み換え表示の対象とされていない。

食物アレルギーは有効な治療法がないため，アレルゲンを含む食品を摂取しないことによって防止するしかありません。

Lesson 5　さまざまな食品表示

(2) アレルギー表示の対象となる食品

　現在、アレルギー表示の対象品目は27品目です。このうち、特に症例数が多く、症状が重くなる7品目を特定原材料といい、これについては表示が義務づけられています。また、これに準ずる20品目は表示を行うことが推奨されています。

■アレルギー表示の対象品目

特定原材料 7品目	（症例数が多いもの） 　卵、乳、小麦、エビ、カニ （症状が重くなるもの） 　そば、落花生	表示を義務づけ
特定原材料 に準ずる20 品目	アワビ、イカ、イクラ、オレンジ、キウイフルーツ、牛肉、クルミ、サケ、サバ、大豆、鶏肉、豚肉、まつたけ、もも、やまいも、りんご、ゼラチン、バナナ、ゴマ、カシューナッツ	表示を推奨

(3) アレルギー表示の方法

　原則は「植物油脂（大豆を含む）」というように個々の原材料・添加物ごとに「～を含む」などと表示します（個別表示）。ただし、例外として「原材料の一部に大豆・卵・乳成分を含む」などと、最後に一括表示することも認められます。

4　栄養成分表示

　熱量、たんぱく質、脂質、炭水化物、食塩相当量が栄養成分表示の主要5項目。

　容器包装に入れられた一般用加工食品と添加物について、栄養成分表示が義務化されました。主要5項目である①熱量（エネルギー）、②たんぱく質、③脂質、④炭水化物、⑤食塩相当量の含有量を、この順番で表示します。特にナトリウムの量については、食塩相当量で表示することに注意しましょう。

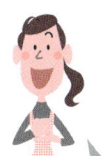

店頭で量り売りされる総菜やパン、外食店のメニュー等には必ずしも表示されないので、注意する必要があります。

プラスワン

一番最後に対象品目となったもの
・特定原材料
　エビ、カニ
　（2008（平成20）年）
・推奨品目
　ゴマ、カシューナッツ
　（2013（平成25）年）

個別表示をする場合、同じアレルギー物質が何度も出てくる場合には、二度目以降のものは省略することができます。

3章 食品学

プラスワン

強調表示
「ノンカロリー」「鉄分強化」など健康の保持増進に関わる栄養成分を強調する場合は，その含有量が一定の基準を満たしている必要がある。

食塩相当量の計算方法
食塩相当量(g) ＝ ナトリウム(mg) × 2.54 ÷ 1000

■栄養成分表示の例（「牛乳」の場合）

栄養成分表示 1本（200ml）当たり	
エネルギー	139kcal
たんぱく質	6.8g
脂質	8.0g
炭水化物	10.0g
食塩相当量	0.2g
カルシウム	227mg

表示が義務づけられている栄養成分以外の成分が表示されていることもある

　主要5項目以外にも，飽和脂肪酸や食物繊維は表示が推奨されているほか，カルシウム等のミネラルや，ビタミンなどの量も任意で表示することができます。

　なお，ナトリウムの量は，ナトリウム塩を添加していない食品に限り表示できますが，この場合もカッコ内に食塩相当量を併記することとされています。

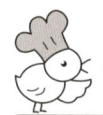

チェック＆テスト

キーポイント		できたらチェック ✓
有機農産物の表示	□ 1	登録認定機関の検査に合格した事業者は，有機JASマークを付けることにより，「有機○○」の表示ができる。
遺伝子組み換え食品の表示	□ 2	大豆は，遺伝子組み換え表示の対象とされる農産物の1つである。
	□ 3	しょうゆは，遺伝子組み換え表示の対象となる加工食品である。
アレルギー表示	□ 4	卵，乳，大豆は，いずれも特定原材料に含まれている。
	□ 5	アナフィラキシーショックが起こると，死に至ることもある。
栄養成分表示	□ 6	栄養成分表示が義務化されたのは，熱量（エネルギー），たんぱく質，脂質，炭水化物，食塩相当量の5項目である。
	□ 7	「ノンカロリー」等の表示は，含有量と関係なく認められる。

解答 1.○／2.○／3.× しょうゆは，組み換えられた遺伝子等が加工後に検出されないため，表示対象とされていない／4.× 大豆は特定原材料ではなく，推奨品目に含まれる／5.○／6.○／7.× 「ノンカロリー」等の強調表示は，含有量が一定の基準を満たしていない限りできない

4章 衛生管理

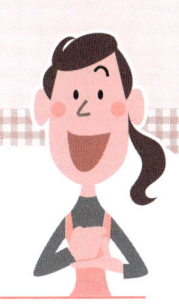

Lesson 1	食中毒とは………………………	96
Lesson 2	食中毒の予防…………………	102
Lesson 3	食品の変質と衛生管理の手法 ….	107
Lesson 4	食の安全………………………	111

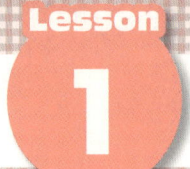

Lesson 1 食中毒とは

A 頻出度

食中毒の原因となる物質について学習します。細菌性食中毒の感染型と毒素型の分類，個々の細菌やウイルスの特徴をしっかり押さえましょう。

1 食中毒の症状と原因物質

食中毒の原因物質は，細菌，自然毒，ウイルス，化学物質，その他に分類できる。

(1) 食中毒とその症状

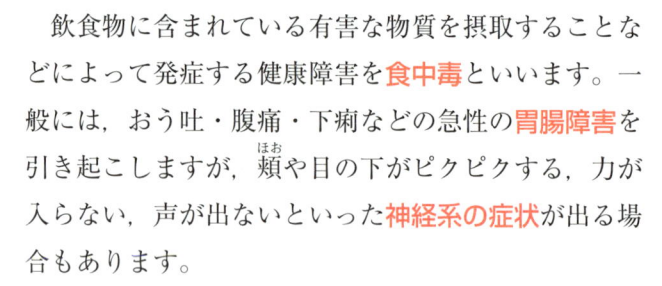

飲食物に含まれている有害な物質を摂取することなどによって発症する健康障害を**食中毒**といいます。一般には，おう吐・腹痛・下痢などの急性の**胃腸障害**を引き起こしますが，頬や目の下がピクピクする，力が入らない，声が出ないといった**神経系の症状**が出る場合もあります。

家庭では，初期症状が軽いことなどから，単なる体調不良や風邪などと勘違いされがちですが，食中毒から死に至るケースもあるため油断は禁物です。

(2) 食中毒の原因物質

食中毒は，その原因物質によって細菌性食中毒，自然毒食中毒，ウイルス性食中毒，化学物質による食中毒，その他のものに分類されます。

①細菌性食中毒

細菌性食中毒は，**感染型**と**毒素型**に分類されます。

> 食中毒は，原因物質が包装容器や調理器具，食器などに付着していたことによって発生する場合もあります。

■細菌性食中毒の種類

感染型	食品内である程度増殖した原因菌が食品とともに体内に取り込まれ，腸管内でさらに増殖して症状を引き起こすもの 例）腸炎ビブリオ，カンピロバクター，サルモネラ属菌 など
毒素型	①**食品内毒素型** 食品内で原因菌が増殖し，そこで産生した毒素が原因物質となるもの 例）黄色ブドウ球菌，ボツリヌス菌，セレウス菌（おう吐型）など ②**生体内毒素型** 体内に取り込まれた菌が腸管内で増殖し，産生した毒素が原因物質となるもの 例）腸管出血性大腸菌，ウエルシュ菌，セレウス菌（下痢型）など

②自然毒食中毒

動物性自然毒と**植物性自然毒**に分けられます。

■主な自然毒とその毒素名

	主なもの	毒素名
動物性	フグ	テトロドトキシン
	二枚貝	サキシトキシン
	巻貝	テトラミン
植物性	トリカブト	アコニチン
	毒きのこ	アマトキシン，ムスカリン
	じゃがいもの芽	ソラニン

③ウイルス性食中毒

ウイルス性食中毒は**ノロウイルス**が代表的ですが，A型肝炎やE型肝炎などのウイルス性肝炎もあります。

④化学物質による食中毒

洗剤や漂白剤，農薬（殺虫剤，除草剤など）の誤飲・誤用，有害金属（水銀，ヒ素など）やシアン化合物に

プラスワン

細菌とウイルス
細菌は自らが細胞であり，分裂によって増殖する。一方，ウイルスは遺伝子だけの小さな粒子であり，他の生物に感染して，その細胞中のたんぱく質合成やエネルギーを利用して初めて増殖できる。

バクテリア
一般には細菌類のことを指す。もとは「微小なもの（原核生物）」という意味。

きのこは植物ではなく菌類ですが，一般には植物の仲間と思われているため，食中毒統計では植物として扱われています。

よる食品汚染などがあります。

⑤その他の食中毒

寄生虫のほか，カビ毒（マイコトキシンともいう）があります。カビ毒の一種であるアフラトキシンは，アーモンド，とうもろこし，ピスタチオ，香辛料などから汚染事例が報告されており，高い発ガン性があるといわれています。

2 主な細菌性食中毒，ウイルス性食中毒

腸炎ビブリオ，カンピロバクター，サルモネラ属菌は感染型の細菌性食中毒である。

日本で発生する食中毒の大部分は，細菌やウイルスによるものです。主な原因ごとにその特徴をみておきましょう。

(1) 腸炎ビブリオ（細菌：感染型）

海の魚介類を介して食中毒を引き起こすため，かつて日本人が魚を多く摂取していたころには発生件数の第1位でしたが，近年は減少傾向にあります。

特徴	塩分を好み，海水程度の濃度3％前後でよく増殖する。夏〜秋に多発。他の細菌と比べて増殖速度が速いが，真水や熱に弱い
潜伏期間	10〜18時間
主な症状	腹痛，水様下痢，発熱，おう吐
原因食品	魚介類（刺し身，寿司，魚介加工品）のほか，二次汚染による各種食品（塩辛など）
予防法	魚介類は新鮮なものでも真水でよく洗う。短時間でも冷蔵庫に保存し，増殖を抑える。60℃，10分間の加熱で死滅する

(2) カンピロバクター（細菌：感染型）

ここ数年，日本で最も発生件数の多い食中毒です。

プラスワン

寄生虫
たとえば，回虫の一種であるアニサキスは，イカ・アジ・サバ等の生食によって感染し，急激な腹痛を起こすことがある。

用語

潜伏期間
病原菌に感染してから身体に症状が現れるまでの時間。

二次汚染
細菌やウイルスが，調理器具（包丁，まな板など）や人間の手を介して，ある食品（肉，魚など）から別の食品（野菜など）へ移行すること。

また，患者数が1名の事例が多いことも特徴です。

特徴	家禽（鶏）や家畜（牛・豚）の腸管内に生息して，食肉を汚染する。乾燥にきわめて弱く，また，通常の加熱調理で死滅する
潜伏期間	48～168時間（2～7日）
主な症状	腹痛，下痢，発熱など。倦怠感や頭痛などが起こることもあり，風邪と間違いやすい
原因食品	食肉，飲料水，生野菜など。近年は，食肉（特に鶏肉）によるものが増加傾向にある
予防法	調理器具を熱湯消毒し，よく乾燥させる。肉と他の食品との接触を避ける。食肉に十分な加熱をする。飲料水は煮沸する

> カンピロバクターには少量の酸素という特殊な条件下で増殖する特徴があります。また，菌数が少量でも食中毒を発症します。

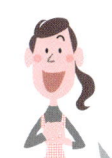

(3) サルモネラ属菌（細菌：感染型）

人や動物の消化管に生息する腸内細菌であり，家庭で飼われるペットから検出されることもあります。

特徴	動物の腸管，自然界（河川，下水など）に広く分布。鶏卵は殻から中身まで汚染
潜伏期間	8～48時間
主な症状	激しい腹痛，下痢，発熱，おう吐，脱力感
原因食品	鶏卵，食肉（牛レバー刺し，鶏肉）など
予防法	肉・卵は十分加熱する（75℃で1分以上で死滅）。卵の生食は新鮮なものに限る

> 家庭の手作りケーキや手作りマヨネーズなどから，サルモネラ属菌の食中毒が発生した事例もあります。

(4) 黄色ブドウ球菌（細菌：食品内毒素型）

菌自体は熱に弱いのですが，増殖するときに産生する毒素（エンテロトキシン）には耐熱性があり，多少の加熱では無毒化されません。

特徴	人や動物の化膿創，鼻咽頭などに分布する。化膿菌ともよばれる
潜伏期間	1～3時間
主な症状	吐き気，おう吐，腹痛，下痢
原因食品	おにぎり，サンドイッチ，弁当，生菓子
予防法	手指を洗浄消毒する。傷や化膿創があるときは，食材に直接触れないようにする

プラスワン

MRSA

黄色ブドウ球菌の一種で，「メチシリン耐性黄色ブドウ球菌」の略。抗生物質に対して耐性を持っているため病院などで集団感染しやすい。

(5) ボツリヌス菌（細菌：食品内毒素型）

食品内で産生するボツリヌス毒素によって食中毒になります。致死率が高いことで知られています。

特徴	土壌中，河川，動物の腸管など，自然界に広く生息。酸素のないところで増殖する
潜伏期間	12～36時間
主な症状	おう吐，頭痛，手足の痛み，視覚障害，呼吸困難
原因食品	ソーセージ，ハム，肉類の缶詰，いずしなど
予防法	十分に加熱して調理し，保存は低温で行う

> **プラスワン**
> **ボツリヌス菌食中毒の原因食品**
> 日本では「いずし（魚とご飯を一緒に漬けこみ，発酵させたもの）」による発生が多いので注意する。

(6) セレウス菌（細菌：食品内および生体内毒素型）

おう吐型と**下痢型**に分けられます。**芽胞**を形成するため，加熱や乾燥に強い抵抗性を示します。

特徴	**土壌**，水中，ほこりなど自然界に広く生息
潜伏期間	下痢型：8～16時間，おう吐型：1～5時間
主な症状	おう吐型：吐き気，おう吐，腹痛 下痢型：下痢，腹痛
原因食品	おう吐型：チャーハン，ピラフ，スパゲティなど 下痢型：食肉，スープ，ソース，プリンなど
予防法	米飯や麺類を作り置きせず，調理した後，速やかに食べるようにする

> **用語**
> **芽胞**
> 特定の菌がつくる細胞構造の一種。生育環境が増殖に適さなくなると菌体内に形成され，発育に適した環境になると本来の細胞となって再び増殖する。

(7) 腸管出血性大腸菌（細菌：生体内毒素型）

ベロ毒素を産生する大腸菌による食中毒で，原因となっている種類は**O157**がほとんどです。

特徴	動物の腸管内に生息し，糞尿を介して食品や飲料水を汚染する（飛沫感染はしない）
潜伏期間	24～216時間（1～9日）
主な症状	腹痛と大量の新鮮血を伴う**血便**，**尿毒症**，意識障害。短期間で死に至る場合もある
原因食品	井戸水，焼き肉，牛レバーなど
予防法	加熱（**75℃で1分以上**）や消毒薬により死滅する。通常の食中毒対策を確実に実施することで十分に予防可能といえる

> **プラスワン**
> **O157の意味**
> 大腸菌はO抗原（細胞壁由来）とH抗原（べん毛由来）により細かく分類されており，O157はO抗原として157番目に発見されたものという意味。

(8) ウエルシュ菌（細菌：生体内毒素型）

食物とともに腸管に達すると増殖して毒素をつくります。学校給食などでの集団感染がみられます。

特徴	人や動物の腸管や土壌，下水に広く生息。芽胞は100℃で1～3時間の加熱に耐える
潜伏期間	8～20時間
主な症状	下痢，腹痛
原因食品	肉・魚・野菜を使用した煮物，カレーなど
予防法	清潔な調理を行い，調理後，速やかに食べる

(9) ノロウイルス（ウイルス）

冬季を中心に，年間を通じての発生が確認されています。食品を介さない空気感染も報告されています。

特徴	食品取扱者を介した二次汚染が多く，近年感染事例が増加傾向にある
潜伏期間	24～48時間
主な症状	下痢，おう吐，吐き気，腹痛，微熱
原因食品	カキ等の二枚貝，二次汚染された食品
予防法	食材を中心部まで加熱（85～90℃以上で90秒以上）。手指の洗浄，調理器具の熱湯消毒

> 食品を加熱調理してもウエルシュ菌の耐熱性芽胞は生き残り，食品の温度が発育に適した温度まで下がると発芽し急速に増殖します。このため大量の食品を加工する施設での発生が多くみられます。

プラスワン

SRSV
「小型球形ウイルス」の略。ノロウイルスの旧名であり，2003（平成15）年から「ノロウイルス」へと名称が変わった。

チェック＆テスト

キーポイント	できたらチェック ☑	
食中毒の症状と原因物質	□ 1	食中毒の原因物質は細菌，ウイルス，自然毒，化学物質などに分類できる。
	□ 2	ウイルス性食中毒は，感染型と毒素型に分けられる。
	□ 3	テトロドトキシンは，フグに含まれる毒素である。
主な微生物性食中毒	□ 4	カンピロバクターは食肉が主な原因食品とされている。
	□ 5	サルモネラ属菌および黄色ブドウ球菌は，どちらも毒素型である。
	□ 6	O157や腸炎ビブリオ，サルモネラ属菌は，加熱によって死滅する。

解答 1.〇／2.× 感染型と毒素型はウイルス性食中毒ではなく，細菌性食中毒の分類である／3.〇／4.〇／5.× 黄色ブドウ球菌は毒素型であるが，サルモネラ属菌は感染型である／6.〇

Lesson 2 食中毒の予防

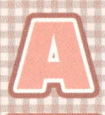

A 頻出度

事件数（発生件数）や患者数の多い原因物質など，食中毒の発生状況を踏まえたうえで，食中毒の予防法について学習していきます。また，「滅菌」「除菌」などの意味の違いも理解しましょう。

1 食中毒事故

食中毒の発生には，気候風土や消費者のライフスタイルなど，さまざまな要因が影響している。

(1) 食中毒の発生状況

原因物質の判明した食中毒を検証してみると，その多くが**細菌性**または**ウイルス性**のものであり，両者を合わせた微生物性の食中毒が，事件数・患者数ともに多くの割合を占めていることがわかります。

■2014(平成26)年 食中毒発生状況

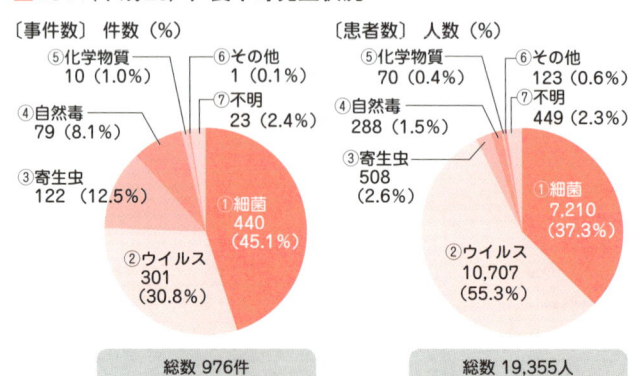

〔事件数〕件数（％）
- ①細菌 440（45.1％）
- ②ウイルス 301（30.8％）
- ③寄生虫 122（12.5％）
- ④自然毒 79（8.1％）
- ⑤化学物質 10（1.0％）
- ⑥その他 1（0.1％）
- ⑦不明 23（2.4％）

総数 976件

〔患者数〕人数（％）
- ①細菌 7,210（37.3％）
- ②ウイルス 10,707（55.3％）
- ③寄生虫 508（2.6％）
- ④自然毒 288（1.5％）
- ⑤化学物質 70（0.4％）
- ⑥その他 123（0.6％）
- ⑦不明 449（2.3％）

総数 19,355人

> 2014年では，細菌性とウイルス性を合わせると，事件数で75.9％，患者数で92.6％を占めています。

> 届出のあった食中毒の原因物質は，細菌性にせよウイルス性にせよ，ほとんど判明しています。

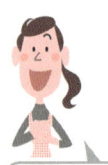

食中毒の発生状況は，その地域の気候風土や，医療を含めた社会環境によっても大きく左右されることがあります。また，食品の製造・加工過程だけでなく，流通形態や消費者のライフスタイルなど，さまざまな

要因が影響しています。近年，食生活の欧米化とともに肉食が増えたことから，カンピロバクターを原因とする食中毒事件が多くなっているのもその一例です。

■主な微生物性食中毒の事件数・患者数の推移

	2008 （平成20）年	2011 （平成23）年	2014 （平成26）年
腸炎ビブリオ	17件 168人	9件 87人	6件 47人
カンピロバクター	509件 3,071人	336件 2,341人	306件 1,893人
サルモネラ属菌	99件 2,551人	67件 3,068人	35件 440人
ノロウイルス	303件 11,618人	296件 8,619人	293件 10,506人
（食中毒全体）	1,369件 24,303人	1,062件 21,616人	976件 19,355人

細菌が増殖するための条件は，栄養素・湿度・温度の3つです。梅雨時期から高温多湿の夏場にかけては細菌が増殖しやすく，細菌性の食中毒は6月～10月に発生件数が多くなります。細菌性の食中毒以外では，毒きのこによるものが秋，フグ毒を原因とするものは冬に集中します。ノロウイルスを原因とする食中毒は冬季にたいへん多く発生するため，年間を通じた対策が必要です。

(2) 食中毒の届出

患者を食中毒と診断した医師は，最寄りの保健所に届け出ることが食品衛生法で義務づけられています。原因物質や感染経路を判明させることと，二次感染を防ぐことが目的です。また，これにより全国規模での集計が行われます。ただし，届出があったものに限られるため，食中毒発生の実態をすべて把握することは

> 細菌は，栄養素・湿度・温度など一定の条件や環境が整えば，爆発的に増殖します。冬季でも空調設備などにより細菌性食中毒の発生に適した温度になることがあるので注意しましょう。

> 食中毒が発生したときには，原因と思われる食物や包装容器，購入した店のレシート等を保管しておくと，原因の究明に役立ちます。

難しいとされています。

2 食中毒の予防

細菌を「つけない」「増やさない」「殺す」の3つを食中毒予防の3原則という。

(1) 食中毒予防の3原則

①細菌をつけない（清潔）

細菌が手指や調理器具などを介して他の食品を汚染しないよう、手洗いを励行し、調理する環境を清潔に保ちます。

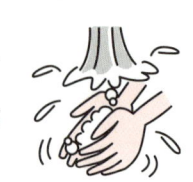

②細菌を増やさない（迅速・冷却）

細菌を増殖させないよう、調理を迅速に行い、速やかに食べることが大切です。また、細菌の多くは冷却により増殖しにくくなるため、冷蔵庫で食品を保存するようにします。

③細菌を殺す（加熱・消毒）

細菌は一般に熱に弱いため、中心部まで十分に加熱することが大切です。また、調理器具を洗浄したあとは、熱湯や塩素剤などで消毒すると効果的です。

■ 3原則を踏まえた調理の際のポイント

- 生の肉、魚、卵を取り扱ったあとは、必ず手を洗う。また、途中で動物に触ったり、トイレに行ったり、鼻をかんだりしたあとの手洗いも必ず行う
- 肉や魚の汁（ドリップ）が、果物やサラダなど生で食べる食品や調理済みの食品にかからないようにする
- 生の肉や魚を切ったあとは、包丁やまな板を洗って、熱湯をかけたのちに使うことが大切（そのまま、果物や野菜など生で食べる食品や調理済みの食品を切らない）
- 包丁やまな板は、肉用・魚用・野菜用を別々に揃えて、

プラスワン

冷蔵庫・冷凍庫の温度
冷蔵庫は10℃以下、冷凍庫は-15℃以下が目安。細菌の多くは10℃で増殖がゆっくりとなり、-15℃で増殖が停止する。ただし、細菌が死滅するわけではないため、食品は早めに使い切るようにする。

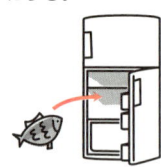

低温保存（冷蔵・冷凍）や加熱処理を行ってもすべての細菌が死滅するわけではないことを忘れてはなりません。

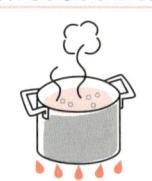

- 使い分けることが望ましい
- ラップや包装されている野菜やカット野菜であっても、調理の際はよく洗ってから使用する
- 冷凍食品の解凍は、冷蔵庫の中や電子レンジで行う

(2) 微生物の制御に関する用語

滅菌	対象物からすべての微生物を死滅させて、完全な無菌状態にすること
殺菌	一般には、微生物を死滅させる操作（加熱、薬剤処理など）をいう。殺菌しても、一部の微生物は生存している場合がある
除菌	微生物の死滅を伴わず、洗浄・ろ過・沈殿などの物理的方法によって取り除くこと
抗菌	微生物の発生・生育・増殖を阻止したり、抑制したりすること
静菌	低温貯蔵や塩蔵などの状態で、微生物の増殖を阻止し、または抑制すること
制菌	特定の微生物の増殖を阻止し、または抑制すること
消毒	有害な微生物のみを死滅または減少させ、感染の危険性を除いた状態にすること

(3) 衛生管理の「5S活動」「7S活動」

食品製造工場や調理場、食品倉庫、食品売り場などで食中毒事故を予防するには、次の5つの事項の実践が重要とされます。これを「5S活動」といいます。

① 整理…不必要なものを明確にし、それを処分する
② 整頓…必要なものを決められた場所に置く
③ 清掃…ゴミやほこりを取り除く
④ 清潔…衣類・毛髪など、身だしなみを整える
⑤ 躾（しつけ）…衛生管理に関する教育・指導を行う

なお、食品製造工場などでは、「5S活動」のほかに⑥洗浄、⑦殺菌の2つを加えた「7S活動」の実践が行われています。

プラスワン

煮沸消毒
煮立てた湯のなかに沈め、加熱することにより微生物を殺菌する方法。調理器具や食器を消毒するときなどに用いられる。

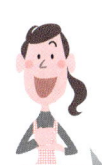

「せいり」「せいとん」「せいそう」など、すべて頭文字が「S」であることから「5S活動」とよばれています。

4章 衛生管理

用語

界面活性剤
水と油を混じり合わせることができる物質。汚れを落としやすくする作用がある。

プラスワン

消毒に用いるその他の薬剤
・クレゾール
殺菌・消毒の効果はあるが、臭いが強いため、調理器具や食器などには不向きである。

・ホルムアルデヒド
シックハウス症候群の原因として知られる。水溶液はホルマリンといい、病院や畜産施設などで消毒に使用されている。

（4）洗浄や消毒に使用する薬剤

①食器・野菜用中性洗剤
界面活性剤の作用で、油などの汚れを落とします。

②エタノール製剤
細菌の細胞膜を溶かします。アルコールが主成分なので、調理器具のほか食品や手指にも使用できます。

③塩素系洗剤
次亜塩素酸ナトリウムが主成分。殺菌剤として洗濯やキッチン用に使用されるほか、野菜などの食品にも使われます。

④酸素系洗剤
過炭酸ナトリウムなどが成分。食器やふきんなどの漂白、除菌に使用されます。

⑤逆性石鹸
洗浄作用が弱い反面、強い消毒力を持つ石鹸。ほぼ無臭で刺激性が少なく、手指にも使用できます。

チェック＆テスト

キーポイント			できたらチェック ✓
食中毒事故	☐	1	自然毒を原因とする食中毒が、事件数・患者数ともに最も多い。
	☐	2	患者を食中毒と診断した医師は、最寄りの保健所に届け出ることが義務づけられている。
食中毒の予防	☐	3	食中毒予防の3原則とは、「つけない」「持ち込まない」「殺す」の3つをいう。
	☐	4	5S活動の5つのSとは、整理・整頓・清掃・清潔・躾を意味する。
	☐	5	除菌とは、すべての細菌を死滅させて無菌状態にすることをいう。
	☐	6	次亜塩素酸ナトリウムを成分とする洗剤は、食品には使えない。

解答 1.× 自然毒ではなく、微生物性の食中毒が最も多い／2.○／3.× 「持ち込まない」ではなく「増やさない」。あとの2つは正しい／4.○／5.× 細菌を死滅させて無菌状態にするのは「滅菌」である。「除菌」は細菌の死滅を伴わない／6.× 野菜など食品の洗浄にも使用できる

Lesson 3 食品の変質と衛生管理の手法

B 頻出度

食品の変質とは何かについて理解しましょう。腐敗と発酵，変敗，酸敗などの区別がとても重要です。また，衛生管理の手法として，アメリカで開発されたHACCPシステムについて学習しましょう。

1 食品の変質

食品が微生物によって分解され，悪臭・有害物質を生じ，食用に適さなくなった状態を腐敗という。

(1) 食品の変質に関連する現象

食品中の成分が時間の経過とともに変化して，色や香り，味などが失われ，食用として適さなくなることを食品の**変質**といいます。変質の原因には，化学作用や物理作用，微生物の繁殖などが挙げられます。

食品の変質に含まれる概念のうち，重要なものを整理しましょう。

①腐敗

食品の成分であるたんぱく質や糖質といった有機物質が，**微生物**の作用によって分解され，悪臭や有害な物質を生じて食用に適さなくなった状態を**腐敗**といいます。

なお，微生物が食品の成分を分解して起こる現象のうち，人間に有害な場合は腐敗といいますが，逆に，有益な化合物へと変化した場合は**発酵**とよびます。微生物（カビ，酵母，細菌など）を利用した発酵食品についてはすでに学習しました。結局，発酵と腐敗は人間の価値基準によって分けられたものなのです。

> **プラスワン**
>
> **熟成**
> 温度や湿度，時間などさまざまな外的環境によって，食品のうま味や風味が増した状態をいう。

> 発酵食品は生物的加工に分類されます。
> ➡ P.75

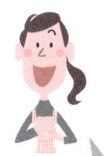

② 変敗

　食品中の炭水化物や脂肪が，繁殖した微生物の作用によって酵素分解され，劣化する現象を**変敗**といいます。腐敗までは行かないが，色や味が変わって食用に耐えられなくなった状態です。

③ 酸敗

　変敗のうち，熱や光の作用によって空気中の酸素と反応して酸化あるいは分解されることを**酸敗**といいます。たとえば，食用油を繰り返し使用すると，色調の変化や刺激臭などが生じ，食用に適さなくなります。

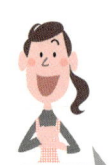

> 食用油を繰り返し使用すると，酸敗によって食中毒の発生する可能性が高まります。

④ 褐変

　りんごの皮をむいたまま放置しておくと，りんごなどに含まれるポリフェノールが空気中の酸素に触れ，表面が褐色に変化します。このような現象を**褐変**といいます。品質は低下しますが，有害物質は生じていません。

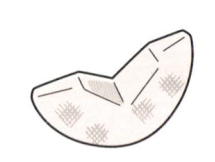

> **プラスワン**
>
> 褐変の原因
> りんごや桃，バナナなどにはポリフェノールが含まれており，これが空気中の酸素に触れると酸化酵素の働きで褐色に変化する。

(2) 食中毒と腐敗の違い

　微生物性食中毒と腐敗は，どちらも微生物の働きによって生じますが，腐敗の場合，変な臭いやすっぱい味がすることで腐敗したことがわかります。ところが食中毒の場合は，微生物が増殖したり毒素を産出したりしていても，臭いや外見，味などは普通と変わらないことがよくあります。

　たとえ食品が腐敗していなくても食中毒は発生するため，注意しなければなりません。

Lesson 3 食品の変質と衛生管理の手法

2　HACCP（ハサップ）とは

> HACCPは予測に基づき定めた重要な製造工程を監視する衛生管理手法である。

　従来，食品の安全性については，製造環境の整備や衛生の確保に重点が置かれ，製造された食品の衛生管理は，**最終製品の抜き取り検査**によって行われてきました。しかし，抜き取り検査だけでは，危険な食品が市場に出回る可能性を排除することは困難です。

　これに対し，アメリカのNASA（アメリカ航空宇宙局）が開発した**HACCP**は製造・加工過程における**日常的・自主的な予防処置**に重点を置いた食品衛生管理システムです。

■HACCPによる衛生管理の例

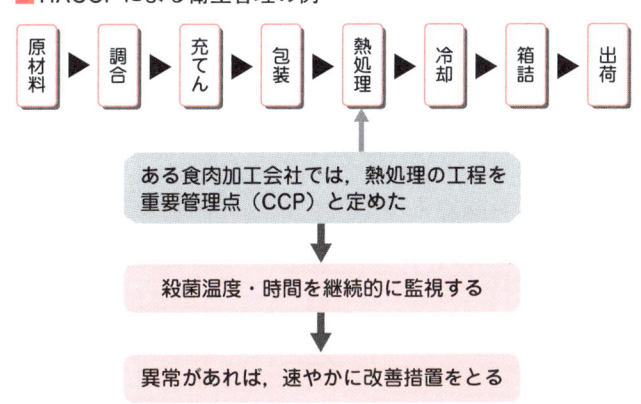

原材料 ▶ 調合 ▶ 充てん ▶ 包装 ▶ 熱処理 ▶ 冷却 ▶ 箱詰 ▶ 出荷

ある食肉加工会社では，熱処理の工程を重要管理点（CCP）と定めた

↓

殺菌温度・時間を継続的に監視する

↓

異常があれば，速やかに改善措置をとる

　食品の製造・加工工程のあらゆる段階で発生する恐れのある微生物汚染などの**危害分析**（Hazard Analysis）をあらかじめ行い，その結果に基づいて，製造工程のどの段階でどのような対策を講じればより安全な製品を得ることができるかという**重要管理点**（Critical Control Point）を定めておき，これを継続的に監視（モ

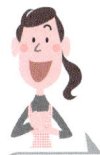

> 抜き取り検査の場合，製品のすべてを検査することはできません。

🍚 プラスワン

コーデックス委員会
国際食品規格の策定などを行う政府間機関。1993年にHACCP適用のためのガイドラインを作成した。

特定したCCPを継続的に監視し，問題があればすぐに対策を講じて解決するため，不良品の出荷を未然に防ぐことができます。なお，重要管理点（CCP）以外の工程は，一般的な衛生管理によって管理します。

4章 衛生管理

ニタリング）・記録することによって製品の安全を確保しようとします。

日本語では「**危害分析重要管理点**」と訳され、この手法を取り入れた**総合衛生管理製造過程**によって食品を製造・加工しようとする者に対し、**承認**を与える制度が食品衛生法で定められています。食品業界のすべての企業に導入されているわけではありませんが、今後ますます重要な考え方になるものと考えられます。

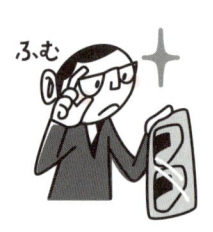

> **プラスワン**
> **総合衛生管理製造過程**
> 営業者の任意の申請に基づき、厚生労働大臣が承認を与える制度として、1995（平成7）年に創設された。

チェック&テスト

キーポイント	できたらチェック ☑
食品の変質	□ 1　食品中の成分が、色・香り・味を失い、食用として適さなくなることを食品の変質という。
	□ 2　発酵とは、食品中の油脂などが、酸化されたり分解されたりして食用に適さなくなることをいう。
	□ 3　微生物性食中毒の場合も腐敗と同様、食品に臭いや外見上の変化が必ず現れる。
HACCPとは	□ 4　HACCPは「危害分析重要管理点」と訳されている。
	□ 5　新しい衛生管理システムとして、日本の食品メーカーがHACCPを開発した。
	□ 6　食品業界のすべての企業が、総合衛生管理製造過程による製造・加工を行っている。

解　答　1.○／2.× これは発酵ではなく酸敗の説明／3.× 微生物性食中毒の場合は腐敗と異なり、臭いや外見上の変化が見られないことが多い／4.○／5.× 日本の食品メーカーではなく、NASA（アメリカ航空宇宙局）が開発した／6.× まだすべての企業には導入されていない

Lesson 4 食の安全

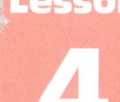

B 頻出度

食の安全に関して遺伝子の組み換え、食品添加物およびBSE対策の3つを学習します。遺伝子組み換え技術の意義や、すでに安全性が確認されている食品、食品添加物の分類などが重要です。

1 遺伝子組み換え食品

害虫抵抗性じゃがいも、除草剤耐性なたねなどは、安全性を確認された遺伝子組み換え食品である。

(1) 遺伝子の組み換えとは

生物の細胞から役に立つ性質を持った遺伝子を取り出し、植物などほかの生物の遺伝子に組み込むことにより、新しい性質を持たせることを**遺伝子組み換え**といいます。たとえば、除草剤成分を分解できる細菌からその性質を発現する遺伝子を取り出し、これを植物に組み込むことで、除草剤に強い作物をつくり出すことができます。

遺伝子組み換え技術は、このように農産物を除草剤に対して枯れにくくしたり、害虫に食われにくくしたり、日持ちをよくしたりするなどの目的で開発されました。それ以前にも**交配**(掛け合わせ)の手法による品種改良が行われていましたが、遺伝子組み換え技術では、組み込む遺伝子が種(しゅ)を超えていろいろな生物から得られる、生産者・消費者の求める性質を効率よく持たせることができるなどの点で優れています。また低温や乾燥といった不良環境でも生育できる農産物が開発されれば、食料問題の解決にも貢献できます。

用語

遺伝子
生物の形や特徴を決める設計図のようなものであり、すべての生物の細胞内に存在している。DNA(デオキシリボ核酸)という物質からできている。

除草剤への耐性(抵抗性)ができれば、その作物以外の雑草だけを効果的に駆除することが可能となり、農薬を散布する回数が少なくて済みます。

(2) 遺伝子組み換えに対する懸念

一方で，安全性や環境への悪影響などを懸念する声も根強くあります。

■問題視されている点

- 組み換えられた遺伝子が，周辺の農産物等にも移行してしまわないか
- 遺伝子組み換えの種子が雑草と交配し，昆虫などが減少して生態系に支障をきたさないか
- 害虫抵抗性のものは，標的とした害虫以外の生物にまで危険を及ぼすのではないか
- 微生物に移行すると，突然変異などによって新たな微生物が生まれるのではないか
- 特定の企業による農業支配につながらないか

(3) 食品としての安全性の確保

遺伝子組み換え食品は，安全性の確認されたものだけが製造・輸入・販売等を許される仕組みとなっており，安全性が確認された遺伝子組み換え農産物とその加工食品については，食品表示基準に基づいて表示が義務づけられています（⇒ P.91）。

■安全性が確認された主な遺伝子組み換え食品

- じゃがいも（害虫抵抗性，ウイルス抵抗性）
- 大豆（除草剤耐性，高オレイン酸形質）
- とうもろこし（害虫抵抗性，除草剤耐性）
- なたね（除草剤耐性）　など

ただし，栽培が承認されている品種はあるものの，消費者の強い抵抗もあり，国内で商業栽培は行われていません。また，トリプトファンとよばれるアミノ酸の含有量を増やした飼料用イネを開発するなどの動きはありますが，研究の段階にとどまっています。

プラスワン

GM食品
遺伝子組み換え作物を原材料とする食品のこと。GMはGenetically Modified（遺伝子組み換え）の頭文字。

遺伝子組み換え食品を食べても，ほかの遺伝子と同様，消化管のなかで原形をとどめない形で消化吸収されるため，その遺伝子の情報が体内に伝わることはありません。

プラスワン

スターリンク
とうもろこし（遺伝子組み換え）の品種名。アメリカで飼料用として安全性が確認されているが，日本の安全性審査はまだ終了していない。

青色カーネーション
遺伝子組み換え技術により日本の企業が開発した。青いバラも開発されている。

2 食品添加物

食品添加物には，化学的な物質だけでなく，天然の添加物も含まれる。

食品添加物とは，食品の製造過程において，または食品の加工や保存の目的で，食品に添加・混和・浸潤その他の方法によって使用するものをいいます。

安全性と有効性を確認して厚生労働大臣が指定する**指定添加物**をはじめ，長年使用されてきた天然添加物として品目が決められている**既存添加物**，**天然香料**，**一般飲食物添加物**があります。食品衛生法上の原則は指定添加物であり，今後新たに使われる食品添加物は天然の添加物でも合成添加物でも，すべて指定添加物として指定を受けます。

使用目的別に，食品添加物を分類してみましょう。

■食品添加物の使用目的別分類

①食品の製造・加工のために必要なもの 豆腐を固めるための**凝固剤**（にがり）など
②食品の保存性を高めるもの かびや細菌の増殖を抑え食中毒を防ぐ**保存料**，酸化を防ぎ長く保存できるようにする**酸化防止剤**など
③食品の風味・外観をよくするもの 味をよくする**調味料**・**甘味料**，香りをつける**香料**，色をつける**着色料**，食感をよくする**乳化剤**など
④食品の栄養成分を強化するもの **アミノ酸**，**ビタミン**，ミネラルなど

原材料の製造・加工で使用された添加物が最終食品まで微量となって持ち越され，食品添加物としての効果を示さない場合を**キャリーオーバー**といいます。キャリーオーバーは食品添加物の表示を免除されます。

プラスワン

天然添加物
自然界に存在する植物などから必要な成分を抽出したもの。既存添加物，天然香料および一般飲食物添加物が含まれる。

プラスワン

既存添加物
くちなし色素，柿タンニンなど。

天然香料
バニラ香料，カニ香料など。

一般飲食物添加物
果汁や抹茶のように，通常は食品として食べられるものを添加物として用いたもの。

たとえば，せんべいの味つけに保存料を含むしょうゆを使用したとしても，この保存料がごく少量で，せんべいの保存に効果を発揮しない場合，この保存料はキャリーオーバーとみなされます。

4章 衛生管理

3 BSE対策

> BSEの発生件数が激減した現在も，特定危険部位の除去などの対策は継続されている。

BSE（牛海綿状脳症）とは，牛の脳組織がスポンジ状になり，起立不能等の症状を示す中枢神経系の病気です。プリオンという通常の細胞たんぱくの異常化したものが原因と考えられています。日本では，国産牛に肉骨粉を与えないことや，異常プリオンが蓄積しやすい特定危険部位は，と畜処理の工程で除去・焼却することが義務づけられています。特定危険部位とは，脳，脊髄・脊柱，眼球，扁桃，回腸の5カ所です。と畜場では，48か月を超えた牛にBSE検査を行っています。

また，牛トレーサビリティ法によって，国内で生まれたすべての牛と輸入牛に，10桁の個体識別番号の印字された耳標の装着が義務化されました。これにより，消費者に供給されるまでの生産流通履歴情報の把握（トレーサビリティ）が可能となっています。

プリオンはBSEやヒトのクロイツフェルト・ヤコブ病の原因であると考えられています。

プラスワン

肉骨粉
牛や豚などの骨や臓器を粉状にした飼料。BSEの感染源と考えられる。

牛トレーサビリティ法
正式には「牛の個体識別のための情報の管理及び伝達に関する特別措置法」。個体識別番号は牛肉の商品ラベルにも表示され，番号をインターネットで調べるとその牛の生産履歴がわかる仕組みになっている。

チェック&テスト

キーポイント		できたらチェック ✓
遺伝子組み換え食品	□ 1	遺伝子組み換えとは，交配による品種改良技術のことをいう。
	□ 2	除草剤耐性の大豆やとうもろこしは，安全性が確認されている。
食品添加物	□ 3	指定添加物として指定を受けるのは，合成添加物に限られる。
	□ 4	キャリーオーバーは，食品添加物の表示が免除されている。
BSE対策	□ 5	牛の特定危険部位には，脳，眼球，舌が含まれる。

解答 1.× 交配（掛け合わせ）による品種改良とは異なる新しい技術である／2.○／3.× 天然の添加物も指定を受ける／4.○／5.× 舌は特定危険部位ではない

5章 食マーケット

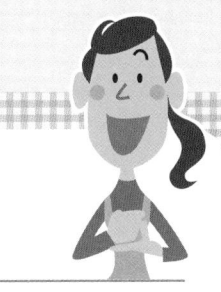

- **Lesson 1** 流通の機能と日本的商慣行 ……… 116
- **Lesson 2** 小売業界 …………………… 122
- **Lesson 3** 経営戦略と物流 ……………… 127
- **Lesson 4** ミールソリューション ………… 132
- **Lesson 5** 飲食業の経営管理 …………… 138

Lesson 1 流通の機能と日本的商慣行

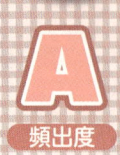

A 頻出度

流通の役割と近年の動向について学習します。従来のメーカー主導の流通から小売り主導へと変化している点が重要です。また日本的な商慣行について、その内容と問題点をしっかりと理解しましょう。

1 流通の機能

> 流通には、物流機能、商流機能、情報伝達機能、金融機能の4つの機能がある。

(1) 流通とは

　生産された商品が生産者から消費者にわたるまでの一連の経済活動全般を流通といいます。流通の起点となる生産者とは、製造業者（メーカー）、農林漁業者、鉱業者などのことをいい、流通の終点となる消費者（最終購買者）には一般消費者（家計消費者）のほか、飲食業者やホテルなどの業務用購買者、再生産のために原材料を調達する製造業者などが含まれます。

　社会的分業の発達した今日では、生産者と消費者との間に人的・空間的・時間的な隔たりが存在します。この隔たりを埋めることが流通の基本的役割です。

(2) 流通の担い手

　生産者と消費者の中間にあって、商取引活動などを行う卸売業者と小売業者を総称して流通業者といいます。物流を担当する輸送業者や倉庫業者も広い意味では流通業者に含まれますが、一般的には物流業者として区別します。

　卸売りとは、生産者から商品を買いつけて小売業者

プラスワン

川下（かわしも）戦略

流通を「川の流れ」にたとえて、生産者側を「川上」、消費者の側を「川下」とよぶことがある。生産者側による消費者に対する販売戦略を「川下戦略」という。

に売ることをいい，卸売業者は生産者に近いほうから一次卸，二次卸とよばれます。これに対し，小売りとは，商品を消費者に対して販売することをいいます。小さな個人商店だけでなく，大規模なデパートやスーパーマーケットなども小売店です。

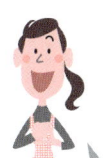

> 卸売業者は「問屋」ともよばれるため，生産者に近いほうから一次問屋，二次問屋という場合もあります。

(3) 流通の機能

流通は，具体的に次の4つの機能を果たします。

■流通の機能

物流機能	商品を，生産地から消費地まで輸送する，保管する，仕分けする，梱包するといった，物質的に商品を流通させる機能
商流機能	商品を生産者から消費者まで，売買などによって取り引きする機能
情報伝達機能	「売れ筋・死に筋」といった販売状況や，新商品に関する情報などを提供する機能
金融機能	商品代金の立て替えや回収をする機能

用語

売れ筋
よく売れている商品のこと。

死に筋
販売計画よりも極端に売れず，今後は販売を中止にすると判断された商品のこと。

(4) 流通経路

商品が生産者から消費者に至るまでの道筋のことを流通経路といいます。

■食料品の流通経路

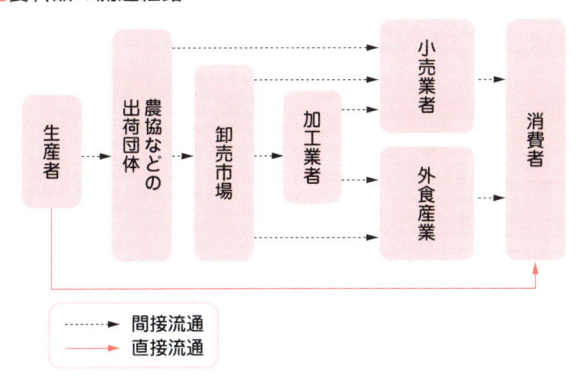

……▶ 間接流通
――▶ 直接流通

流通経路には，次の2つがあります。

プラスワン

流通構造の問題点
多数の卸売業者を経由するなど，日本の流通は多段階にわたることから，コストがかかり過ぎるなどの問題点が指摘されてきた。

① **間接流通**
　生産者と消費者との間に，卸売業者や小売業者などの流通業者が存在する場合です。

② **直接流通**
　卸売業者や小売業者などが介在せず，生産者が直接消費者に販売する場合です。産地直送（「産直」という）や，インターネットによる通信販売などが急速に発展しています。

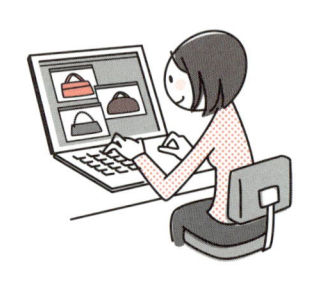

> 流通の系列化は，市場への新規参入を阻むものとして，海外からも強い批判を受けるようになってきました。

(5) メーカー主導から小売り主導へ

　製造業者（メーカー）が自社商品を販売しやすくするために，卸売業者や小売業者に関係の強化を求めることを流通の系列化といいます。生産から販売までの基盤を強固にできることから，これまで日本の多くのメーカーが行ってきました。

　しかし近年，大型食品スーパーなど小売業の現場では，メーカー別ではなく，生活提案型の売り場づくりが推進され，販売力を発揮して価格主導権を握るなど，メーカーの影響力が次第に弱まりつつあります。

　また，商品の品揃えや価格設定が制限される流通の系列化に代わり，メーカー同士，卸売業同士，小売業同士といった業界再編成の動きが強まっています。

> 日本の従来の流通の系列化は，経営効率の向上や流通コストの削減を目的とするものではなかったのです。

Lesson 1　流通の機能と日本的商慣行

2　日本的な商慣行

建値制やリベートなど日本独特の商慣行は，消費者や外国企業から見直しが迫られている。

日本にはメーカーや流通業者の利益を保護するための独特の商慣行があります。しかし，消費者にとって不利益となるものが多く，海外からも閉鎖的で弊害が大きいとして，その見直しが求められています。主なものをみておきましょう。

(1) 一店一帳合制

メーカーが卸売業者に対し小売業者を指定したり，小売業者に特定の卸売業者以外と取引させないようにしたりすることです。系列の強化が目的です。

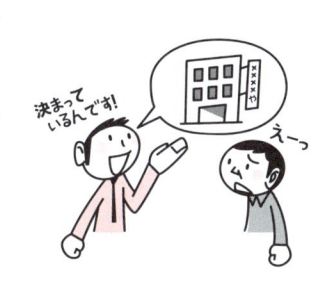

(2) 建値制

メーカーが自社商品の販売価格を決定する制度で，適正と思う価格をメーカー希望小売価格として設定します。これを基準に卸売業者，小売業者の仕入価格が設定されるため，卸売・小売業者とも自由に価格決定ができません。最近では建値制を廃止し，オープン価格制を導入するメーカーが増えています。

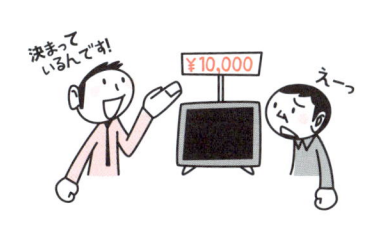

なお，メーカーが卸売業者や小売業者に販売価格を指示し強制した場合は再販売価格維持行為にあたり，独占禁止法違反となります（「希望小売価格」という

用語

制度価格
小売業者や卸売業者に対し，メーカーが設定した価格。

オープン価格制
卸売業者や小売業者が自分の判断で価格を決められる制度。

独占禁止法
公正かつ自由な競争を促進するための法律。私的独占，再販売価格維持行為などの不公正な取引を規制する。

のは価格の強制でないという意味)。ただし，著作物については例外的に再販売価格維持行為が認められており，これを**著作物再販適用除外制度**といいます。

■著作物再販適用除外制度の対象（6品目）

① 書籍　② 雑誌　③ 新聞
④ 音楽用CD　⑤ 音楽用テープ
⑥ レコード

> 映像用DVD，電子書籍は著作物再販適用除外制度の対象になっていません。

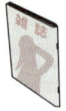

(3) リベート

メーカーが，自社商品の売上高に応じて，卸売業者や小売業者などに正当な売買差益以外に支払う謝礼金のことをいいます。「キックバック」または「割戻し」などともよばれます。目的や支払いの基準が非常に不明確であると批判されています。

(4) 派遣店員制度

メーカーが，自社製品を優先的に販売したり，直接顧客のニーズを汲み取る目的で，自社の社員を小売店に販売要員として派遣することをいいます。小売店側は人件費の削減や商品知識を持った店員の活用ができますが，売り場の主導権をメーカー側が握ってしまい，販売ノウハウを奪うといった弊害もみられます。

(5) 抱合わせ販売

売れ筋商品に売れない商品を添付し，両方の商品を買わないと販売しないことをいいます。取引の相手に不当な不利益を与えるような場合，不公正な取引方法として独占禁止法違反になります。

(6) 販売協力金

小売業者が，卸売業者やメーカーに対して，売り場の改装費や催事，広告その他の費用を，イベント料や宣伝費などとして要求するものです。

プラスワン

その他の日本的商慣行

・押しつけ販売

有力小売業者が納入業者に対して，高額な商品などを買わせるように強要すること。独占禁止法で禁止されている。

・委託販売制

小売店側が商品を売り切るまではメーカーや卸売業者に対して代金を支払わず，売れ残った商品は返品できるという販売方法。

Lesson 1　流通の機能と日本的商慣行

チェック&テスト

キーポイント	できたらチェック ☑	
流通の機能	□ 1	間接流通とは，生産者と消費者の間に，卸売業者や小売業者などの流通業者が存在する場合をいう。
	□ 2	卸売業者は，消費者に近いほうから一次卸，二次卸とよばれる。
	□ 3	近年，流通の系列化などメーカーによる支配力が強まっている。
日本的な商慣行	□ 4	建値制とは，メーカーが希望小売価格を設定する制度をいう。
	□ 5	派遣店員制度とは，小売店の店員をメーカーに派遣する制度をいう。
	□ 6	不人気商品を売れ筋の商品とセットにして売ることを，押しつけ販売という。

解答 1.○／2.× 消費者ではなく，生産者に近いほうから一次卸，二次卸とよぶ／3.× 近年は小売主導の傾向にあり，メーカーの支配力は弱まっている／4.○／5.× メーカーが自社の社員を小売店に派遣する制度である／6.× これは押しつけ販売ではなく，抱合わせ販売である

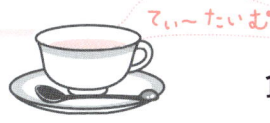

食品ロスを生む商慣行

　日本では，年間約8,500万トンの農林水産物が食用に向けられていますが，その一方で約1,700万トンの食品廃棄物が排出されています。その中には，本来食べられるにもかかわらず捨てられているもの（「食品ロス」という）が500～800万トン含まれると推計されています。

　食品小売業の食品ロスの多くは，新商品販売や規格変更に合わせて店頭から撤去された食品（定番カット商品）や，期限切れなどで販売できなくなった在庫です。食品の製造日から賞味期限までの期間を3等分し，最初の3分の1を小売りへの納入期限，次の3分の1が過ぎた時点を販売期限とし，これを過ぎると店頭から撤去してしまう「3分の1ルール」という商慣行も存在しています。撤去された食品は返品され，その大半は廃棄されているのです。

　小売店の店頭では，1日でも賞味期限の長いものを棚の奥から選び出して買おうとする客の姿もみられます。ある新聞アンケートでは2割弱の消費者が「賞味期限が来たら捨てる」と答えたそうですが，こうした過度の鮮度志向が不合理な商慣行を助長し，ひいては大量の食品ロスを招くということを知っておきましょう。

Lesson 2 小売業界

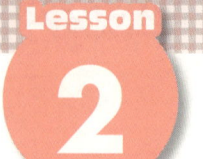

B 頻出度

小売業には、どのような営業形態があるのか整理しましょう。店舗を構えないオンラインショッピング、コンビニの多くが加盟しているフランチャイズチェーンのほか、業界の再編成などが重要です。

1 小売業の営業形態

「何を売るか（業種）」よりも、「どのように売るか（業態）」がより重視されている。

(1) 小売業の分類

八百屋、魚屋など、「何を売るか」という取扱商品の種類によって分類したものを**業種**といいます。

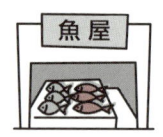

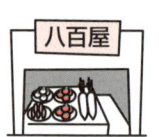

これに対し、スーパーマーケット、ディスカウントストアのように、「どんな売り方をするか」といった営業形態で分類したものを**業態**といいます。

今日では、消費者のライフスタイルの変化やニーズに対応するため、業態がより重視されています。

小売業の主な業態を整理してみましょう。

■店舗を構える（有店舗）小売業

スーパーマーケット	食料品全般と生活雑貨などを扱う。セルフサービス方式で、**大量**の商品を安く販売することが基本
コンビニエンスストア	年中無休、24時間営業で**便利さ**を追求。約3000品目を扱い、宅配便の取次ぎなどさまざまなサービスを提供する

📖 **用語**

ニーズ
消費者が必要性を感じている状態。あるいは必要としているもの。

🥄 **プラスワン**

ハイパーマーケット
スーパーマーケットの規模が大きいもので郊外に立地する。

ホームセンター	日曜大工用品やガーデニング用品，ホビー用品などを中心に，生活関連雑貨を取り揃えた郊外型の小売店	
ディスカウントストア	EDLP（Every Day Low Price）をモットーとして，衣類，家庭用品，家電品などを常に低価格で販売している	
ドラッグストア	健康と美容をコンセプトとして，医薬品や化粧品，日用雑貨などを低価格で販売する	
アウトドアショップ	アウトドアを切り口として，スポーツ用品やキャンプ用品，自転車，衣類などを扱う	
百貨店	衣料品，化粧品，家庭用品，食料品などを豊富に取り揃える。店舗ごとに仕入れを行う独立店舗経営である	
生活協同組合（コープ）	消費者が出資金を支払って組合員となり，共同購入に参加したり店舗で商品を購入したりする	
アウトレットストア	メーカーや卸売業者が，衣料品，靴，かばんなど，自社製品の過剰在庫品を格安で処分する店舗のこと	

■ 店舗を構えない（無店舗）小売業

訪問販売	販売員が家庭や職場を訪問して商品を売る小売形態。法律では喫茶店や路上での販売，ホテルや公民館などを借りて行う展示販売なども含まれる
通信販売	①カタログ販売 雑誌やカタログに商品を掲載し，電話やはがきなどで注文を受け販売する ②テレビ通販 テレビの通販番組などで商品を紹介し，電話などで注文を受け販売する ③オンラインショッピング インターネット上の仮想店舗（バーチャルショップ）で商品を販売するもの。代金支払いには，クレジットカードやコンビニエンスストアでの払込みが利用できる

(2) チェーンストア

　何らかのかたちで鎖のようにつながっている小売店

プラスワン
ディスカウントストアのいろいろ

・カテゴリーキラー
家電品，紳士服，玩具など特定分野の商品を専門的に扱い，総合的な品ぞろえの大型店の売り場を閉鎖に追い込むような小売店。

・パワーセンター
スーパーマーケットやカテゴリーキラーなどを同一の敷地内に集めた郊外型ショッピングセンターのこと。

・ホールセールクラブ
会員制で，現金払い持ち帰り方式の卸売業。会員になれば個人でも買い物ができる。日本にもアメリカの最大手「コストコ」が進出している。

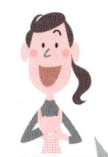

自動販売機を利用した販売も，無店舗小売業に含まれます。

をチェーンストアといいます。資本や経営形態の違いによって、次の3つに分類されます。

①レギュラーチェーン

　大手スーパーマーケットなど、単一の資本によって多店舗展開しているチェーン店をいいます。

②ボランタリーチェーン

　独立した中小小売店の同業者が集まり、チェーン化したものをいいます。共同で仕入れや配送、販売促進などを行い、大手業者に対抗しようというものです。加盟した小売店自らがチェーン本部に参画し、経営の中心となることも可能です。

■ボランタリーチェーン（小売店の場合）のかたち

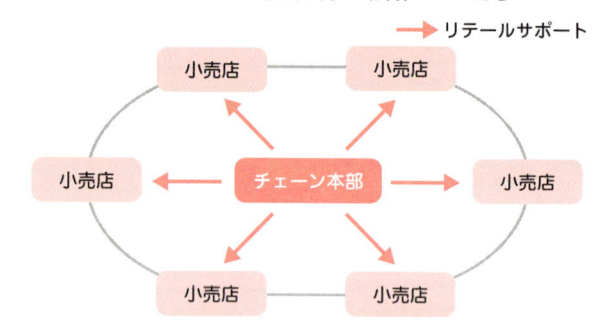

→ リテールサポート

③フランチャイズチェーン

　本部企業（フランチャイザー）が加盟店を募集し、一定の地域内での商標等の使用と営業の権利を認めて商品を供給する形態です。加盟店はフランチャイジーとよばれ、加盟料（イニシャルフィー）や経営指導料（ロイヤリティー）などを支払います。

　コンビニエンスストア業界では、本部による直営店比率が低く、フランチャイズチェーン方式の加盟店が主流です。加盟店は未経験者であっても、本部からの情報提供やノウハウの指導によって新規出店すること

プラスワン

リテールサポート
チェーン本部が卸売業となり、加盟小売店を支援すること。

ボランタリーチェーンの場合、加盟小売店はそれぞれ独立しているため、チェーン本部の統制力や組織としての団結はフランチャイズチェーンほど強くありません。

ができるため，急速な店舗展開につながりました。

加盟店は本部企業から資本的に独立していますが，統一の店舗運営を行うために，店舗設備や品ぞろえ，価格などについては本部の統制下に置かれます。

■フランチャイズチェーンのかたち

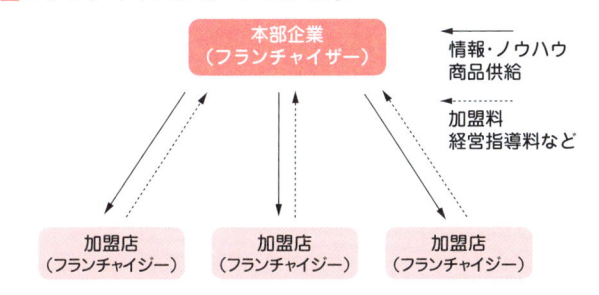

```
        本部企業
      （フランチャイザー）
   ↑↓      ↑↓      ↑↓
                 情報・ノウハウ
                 商品供給

                 加盟料
                 経営指導料など

  加盟店    加盟店    加盟店
（フランチャイジー）（フランチャイジー）（フランチャイジー）
```

プラスワン

フランチャイズ展開
コンビニ業界のほかにもファストフードなどの外食産業，レンタルビデオ店，フィットネスクラブ，不動産販売，学習塾などで広く行われている。業種や企業によって直営店との割合は異なる。

スーパーバイザー
コンビニなどで加盟店を巡回し，品ぞろえや販売員の教育など店舗経営を総合的に指導・支援する担当者。

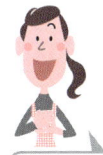

2 小売業の現状

経営環境が厳しい状況となった業界では，生き残りをかけた再編成が進められている。

オンラインショッピングは「ネット通販」ともよばれ，「楽天市場」「Yahoo!ショッピング」といった仮想商店街への出店が増加しています。実際の店舗では商圏に制約されるのに対し，インターネットでは世界中に拡大する可能性があります。

また，商品企画から生産・販売に至るまで一貫した商品調達をすることにより，トータルコストを下げられる流通経路を持ったディスカウントストアが勢いを増しています。

一方，かつては小売業のリーダー的存在といわれたスーパーマーケットは，ここ数年，出店コストの増加や価格競争などにより，経営環境が厳しい状態となっているところが増えています。コンビニエンスストア業界でも出店が飽和状態になりつつあり，現在では，

ネット通販の成長力は今ではカタログ販売を追い抜いて，消費生活の主流となっています。

5章 食マーケット

チェーン店同士の淘汰や再編成などが行われています。また、百貨店業界では伝統ある老舗が大胆な統合を進めています。

■小売業界再編成で誕生した主なグループ

〔百貨店業界〕
- 三越伊勢丹ホールディングス（三越，伊勢丹）
- J. フロント リテイリング（大丸，松坂屋）
- セブン＆アイ・ホールディングス（そごう，西武ほか）
- エイチ・ツー・オー リテイリング（阪急，阪神）

〔スーパーマーケット業界〕
- イオングループ（イオン，ダイエー，マックスバリュほか）
- セブン＆アイ・ホールディングス
  （セブンイレブン，イトーヨーカドー）

※2016（平成28）年3月現在

チェック＆テスト

キーポイント			できたらチェック ✓
小売業の経営形態	□	1	業態とは、「何を売るか」という取扱商品による分類をいう。
	□	2	アウトドアショップとは、メーカーなどが自社の在庫品を処分する店舗のことである。
	□	3	ボランタリーチェーンは、独立した中小小売店の同業者が集まり、チェーン化したものである。
	□	4	イニシャルフィーとは、フランチャイズチェーン加盟店が支払う加盟料のことである。
小売業の現状	□	5	インターネット上の仮想商店街への出店が増加している。
	□	6	コンビニ業界では、チェーン店同士の淘汰などはみられない。

解答 1.× 「何を売るか」は業種。業態とは「どのように売るか」という営業形態による分類／2.× アウトドアショップではなく、アウトレットストア／3.○／4.○／5.○／6.× 現在では出店が飽和状態となり、チェーン店同士の淘汰や再編成が行われるようになっている

Lesson 3 経営戦略と物流

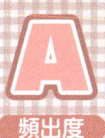

A 頻出度

POSシステムを活用したマーチャンダイジング戦略と物流の進化の関係をしっかり学習しましょう。ジャストインタイム物流やSCMといった，ロジスティクスと関係するシステムの内容が重要です。

1 マーチャンダイジング戦略

POSシステムの活用によって，計画的な品ぞろえができ，機会損失を少なくすることができる。

(1) マーチャンダイジング（MD）とは

どのような商品を，いくらで，どのように提供するかを計画し，実行することを**マーチャンダイジング（商品化計画）**といいます。限られた売り場スペースで上げられる利益を最大化するための方策といえます。

■マーチャンダイニングの流れ

計画→仕入れ・品ぞろえ→価格の設定→陳列→販売活動

> マーチャンダイジングの担い手は小売業者ですが，メーカーや卸売業者が提案をしたり，共同で手がけたりする場合もあります。

①「値入れ」と「値つけ」

仕入れ値に利益を上乗せして売り値を決めることを「**値入れ**」といいます。これに対し「**値つけ**」とは，売り値を表示したプライスカードやシールなどを商品につける作業をいいます。

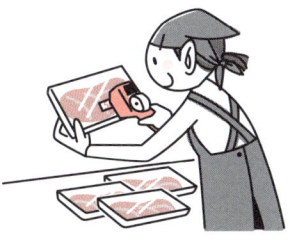

値つけ

> **プラスワン**
> **値ごろ感**
> 商品の価格が，品質や機能に照らし合わせ，妥当であるとして多くの指示を受けること。

②リードタイム

商品を発注してから納品されるまでに要する時間。

プラスワン

マーチャンダイザー
マーチャンダイジングを担当する人材。商品を最適な時期・場所・価格で提供するために仕入れや販売等について権限をもつ。

用語

日配品
日持ちせず，低温管理が必要な商品のこと。牛乳，乳製品，納豆，豆腐，うどん玉，こんにゃくなど。基本的に毎日配送される。

アイランド（島）陳列
店舗内の通路の真ん中に台を設け，目玉商品などを陳列する方法。

ジャンブル陳列
商品をかごやワゴンに投げ込んだままの状態で見せる陳列方法。

顧客の目を引きつけるにはポップ（POP）とよばれる店頭・店内広告が有効です。

プラスワン

ゴンドラ
スーパーマーケットの食料品売り場などにある商品陳列棚のこと。

---

③「品切れ」と「欠品」

商品が売れて在庫がなくなることを「品切れ」といいます。一方，発注や配送のミスなどによって，予定していた数量の商品を取り揃えていない状態（または不足している商品）を「欠品」といいます。

④機会損失（チャンスロス）

品切れや欠品がなければ得られていたはずの売上げや利益を失うことです。機会ロスともいいます。

⑤先入先出（さきいれさきだし）

在庫管理において，商品の鮮度維持と回転率を高めるため，先に入荷した商品から先に売れるように陳列する方法をいいます。牛乳や豆腐などの日配品は鮮度管理が重要なため，先入先出が基本とされます。

⑥エンド

商品陳列棚の両端に位置する，顧客の目にとまりやすい場所をいいます。エンド陳列されるのは，新商品や季節商品，重点販売商品などです。

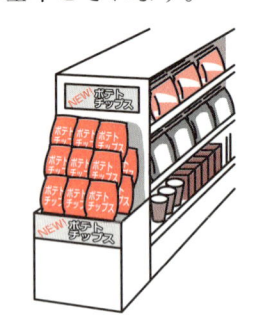

⑦フェイス

商品陳列棚に陳列されている商品パッケージの正面を意味します。「フェイス数」といい，陳列棚にどれだけの数量を並べたかを表す単位にもなります。

⑧補完商品と代替商品

補完商品とは，コーヒーと角砂糖のように，両方とも一緒に売れる可能性がある商品のことをいいます。一方，代替商品とは，バターとマーガリンのように，どちらかが売れれば他方は売れない可能性がある商品のことをいいます。

Lesson 3　経営戦略と物流

(2) POSシステム（販売時点情報管理）

　スーパーマーケットやコンビニエンスストアなどのレジでは，商品につけられたバーコードを読み取って精算を行います。このとき，どの商品が，いつ，いくらで，何個売れたかといったデータが記録されます。このように，商品が販売された時点で商品情報を記録し，その集計結果を在庫管理やマーチャンダイジングに活用するシステムのことをPOSシステム（販売時点情報管理）といいます。

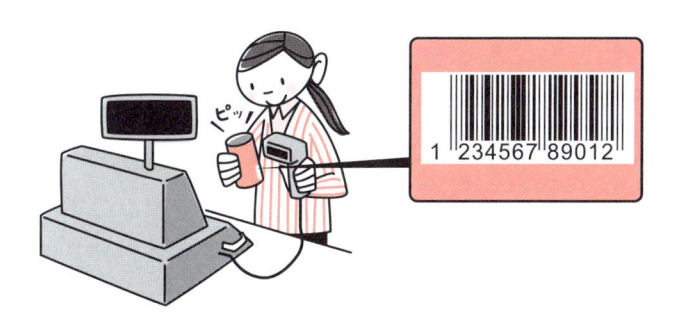

　在庫状況が即座にわかるため，品切れや欠品をなくして機会損失を減らせるだけでなく，データをもとにした計画的な品ぞろえや商品陳列が可能となります。また，マーケティングが容易になるためプライベートブランドの開発にも役立ちます。

2　進化する物流

　ジャストインタイム物流は，必要なものを，必要なときに，必要なだけ供給する仕組みである。

(1) 消費者起点流通

　POSシステムの発達によって，売れ筋商品・死に筋商品の情報を小売業者が的確につかめるようになったことから，消費者のニーズがより直接的にマーケッ

プラスワン

POSシステム
POS は Point Of Salesの頭文字。「ポスシステム」と読む。複数店舗の販売動向を比較したり，購入者の属性や天候や曜日と売上げの関係を分析したりすることもできる。

EOSシステム
EOS is Electronic Ordering System（電子発注システム）の頭文字。企業間のオンライン受発注システムである。小売店の端末から発注することができ，リードタイムの短縮や仕入れコストの削減につながる。

用語

プライベートブランド
小売業者が独自に開発した自主企画商品のこと。その小売業者自身のブランドネームがつけられている。PB（Private Brand）ともいう。これに対し，全国的な知名度をもつメーカーの有力商品はナショナルブランド（NB）とよばれる。

5章 食マーケット

トに影響を与えるようになりました。

従来のような「生産したから保管する」「注文があったから出荷する」というかたちではなく，「売れるものを，売れるときに，売れる数だけ納品する」という流通形態に変化してきたのです。このような，消費者を中心とした流通形態を**消費者起点流通**といいます。

(2) ロジスティックスとは

顧客サービスを中心として，物流を効果的・総合的に行うシステムを**ロジスティックス**といいます。物流を戦略的にとらえて管理する技法であり，輸送だけでなく，在庫計画，保管や包装，荷役などの業務も含め，企業経営における物資の移動について体系的にとらえ，効率的な運営を目指そうというものです。

ロジスティックスを実現するための仕組みの1つに，「必要なものを，必要なときに，必要なだけ」供給する**ジャストインタイム**というシステムがあります。これは，トヨタ自動車が部品調達の効率化を図るために開発した「かんばん方式」とよばれる手法を流通に応用したもので，**多品種・小口・多頻度**の物流を可能にします。コンビニエンスストアを中心とした大手小売業の多くは，在庫を増やしたくないこと，総菜や弁当など鮮度を大切にする商品が多いことなどからジャストインタイム物流（多頻度小口配送）を導入しています。

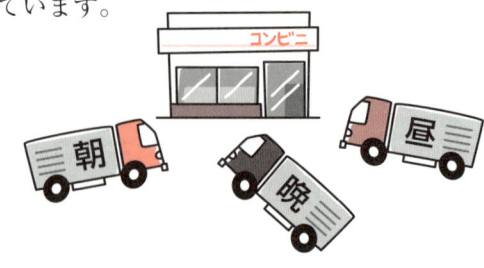

プラスワン

ロジスティックス
もともとは武器や食料などを戦場に補給することを意味する「兵站（へいたん）」という軍事用語。

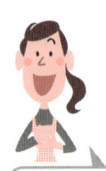

部品の補充を知らせる指示書を「かんばん」とよんでいたことからかんばん方式と名づけられました。

ただし，大手小売業者が納入業者にジャストインタイムを要求することは，大手小売業者による在庫コストの押しつけにつながるといった指摘もあります。

Lesson 3　経営戦略と物流

(3) SCM（サプライチェーンマネジメント）

　原材料の調達から生産，流通へと商品が最終消費者に至るまでの流れを「**供給連鎖**（サプライチェーン）」としてとらえ，その全体を，自社だけでなく仕入先や取引先をも含めてコントロールすることをいいます。責任範囲を明確にし，コスト改善を図り，利益配分を実現化していくシステムといえます。

(4) グリーンロジスティックス

　企業にとって効率的であっても，物流は交通渋滞を招いたり，排気ガスによる大気汚染の原因になったりするなど，環境問題を引き起こす可能性があります。そこで，環境問題に配慮した物流として，原材料調達から商品の輸配送，廃棄，リサイクルまでをトータルに考える**グリーンロジスティックス**が推進されています。

> **プラスワン**
>
> **クロスドッキング**
> 複数の業者から納入された荷物を組み換え，配送先別にまとめてすぐに出荷する仕組み。通過型倉庫などにおける仕分け機能のこと。物流の迅速化や在庫の削減に役立つ。
>
> 廃棄やリサイクルのための輸送は，静脈物流とよばれます。

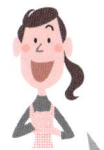

チェック＆テスト

キーポイント			できたらチェック ☑
マーチャンダイジング戦略	☐	1	機会損失とは，得られていたはずの利益を欠品などによって失うことをいう。
	☐	2	販売計画よりも極端に売れず，今後は販売を中止にすると判断された商品のことを，エンド商品という。
	☐	3	POSとは，販売時点で商品情報を管理するシステムのことである。
進化する物流	☐	4	ロジスティックスは，物流を戦略的に管理する技法といえる。
	☐	5	ジャストインタイムシステムは，大量一括物流を特徴とする。
	☐	6	SCMとは，「供給連鎖」の全体を仕入先や取引先をも含めてコントロールすることによって，コスト改善などを図るシステムをいう。

解答　1.○／2.× エンド商品とは商品陳列棚の両端に陳列される商品のことをいう。設問の記述は「死に筋商品」である／3.○／4.○／5.× 大量一括物流ではなく，「多品種・小口・多頻度」の物流を特徴とする／6.○

Lesson 4 ミールソリューション

外食や中食といった「食の外部化」が進展しています。その背景を探りながら、食に関する問題を解決するためのミールソリューションと、その手法の1つであるHMRについて理解を深めましょう。

1 食事のあり方

近年では、家族揃って食事をする機会が減少する傾向にある。

(1) 目指すべき食事

食事を通して家族や仲間とのコミュニケーションを図り、食事づくりにも参加して、食生活に関する知識や技術を身につけながら、楽しくおいしく食べられる食事が理想的といえます。

かつては家族が同じ時間に一緒に食事をすることが一般的でした。しかし近年では、少子高齢化の進行や単身者世帯の増加などに伴い、家族揃って食事をする機会が減少する傾向にあります。

(2) 問題のある食事

①孤食

一人きりで食事することを**孤食**といいます。核家族で共働きが当たり前となった現在、孤食する子どもが増えています。**栄養素の摂取**が偏りがちになり、子どもの場合は**こころの状態**にまで影響の出ることが指摘されています。

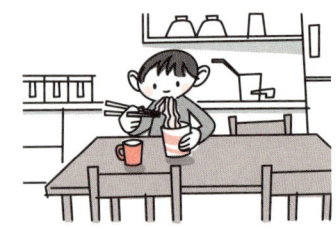

> 食事を味わって楽しく食べるということが、からだとこころの両方にとって重要であり、生活の質の向上にもつながります。

② 個食

家族が揃っていても，一人ひとりが異なる内容の食事をとることを**個食**といいます。家族間でおいしさを共感する楽しみが減り，**栄養素の摂取**も偏りがちになります。また，一人ひとりが異なる内容の食事をとる理由として食物アレルギー問題が増えてきたこともあげられます。

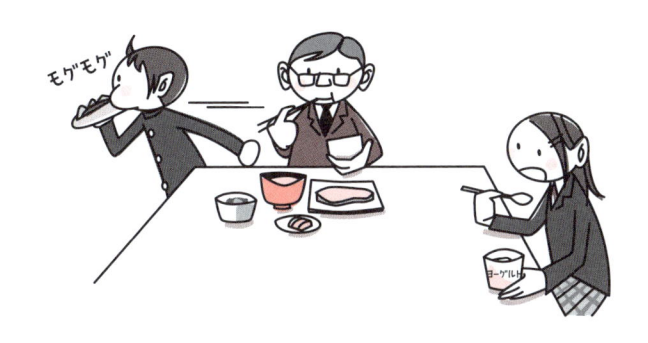

③ 欠食

食事を抜くことを**欠食**といいます。規則正しい食事が難しくなっていることのほか，ダイエット志向なども要因として挙げられます。とくに，朝食の欠食が増えており，**食生活リズムの乱れ**を助長しています。

2 ミールソリューション

食に関するあらゆる問題について，解決策を提案していくことをミールソリューションという。

(1) 食の外部化

かつては生鮮食品を購入し，それを家庭で調理して家族一緒に食べるというスタイル（**内食**）が一般的でした。ところが，1970年代にファミリーレストランやファストフードが進出し，「**外食**」が産業として発展

プラスワン

間食
3度の食事では不足する栄養素や水分を補給するものとして重要である。過剰摂取は肥満など生活習慣病につながるため注意が必要であるが，間食そのものが食生活の乱れを招くものではない。

ながら食い
テレビを観ながらとかゲームをしながらというように，何か別のことをしながら食事をとることをいう。食べることに意識が集中していないため，満腹感が得られず，その結果，食べ過ぎを招く。

用語

総菜
主食に対する副食全体を指す。おかず。煮物や和え物などの和風総菜のほか、洋風総菜や中華風総菜、調理パンなどが含まれる。

しました。さらに1990年代には内食と外食の中間形態として、スーパーマーケットやデパ地下（デパートの地階にある食料品売場）の<u>総菜</u>、コンビニエンスストアの弁当などが「中食（なかしょく）」とよばれて急成長しました。

■内食・外食・中食

内食	生鮮食品を購入し、家庭内で調理して、家庭内で食べること
外食	レストランやファストフード店での食事、学校給食など家庭の外で食べること
中食	内食と外食の中間形態。スーパーマーケットやデパ地下の総菜、コンビニエンスストアの弁当を家庭に持ち帰って食べること

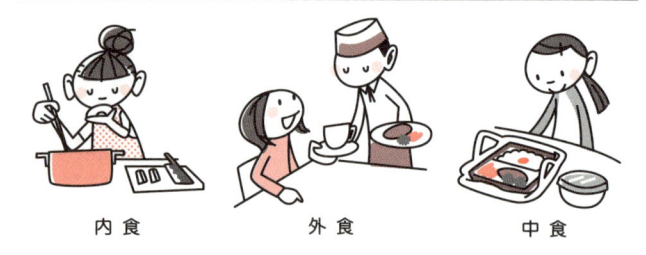

外食や中食といった<u>食の外部化</u>が進んだ要因としては、女性の社会進出が挙げられます。そのほか調理に時間をかけられない共働きの夫婦にとって、手間をいかにして省くかは切実な問題です。少子高齢化が進み、一人暮らしや夫婦だけの世帯が増えたことも、一因といえるでしょう。

食生活アドバイザー®にとって、消費者が抱えている食の問題点について共に考え、よりよい解決策を提供することは、とても重要な責務です。

(2) ミールソリューションとは

食に関するあらゆる問題点について、解決策を提案していく手法を<u>ミールソリューション</u>（MS）といいます。1990年代、アメリカのスーパーマーケット業

プラスワン

MS
ミールソリューションの頭文字。
Meal＝食事
Solution＝解決策

界が外食産業に対抗するために打ち出したマーケティング戦略であり、これによって、以前は生鮮食品の提供を中心としてきた小売店が、「食卓を提案する」という新しいスタイルへと変化しました。また、品ぞろえや売り場づくりなどにもさまざまな工夫がみられるようになりました。

(3) いろいろなミールソリューション

①デパ地下

デパートの地下にある食料品売り場です。とくに総菜や弁当、スイーツ、酒類が充実しています。有名店がテナントとして出店しているところが多く、集客効果をもたらしています。

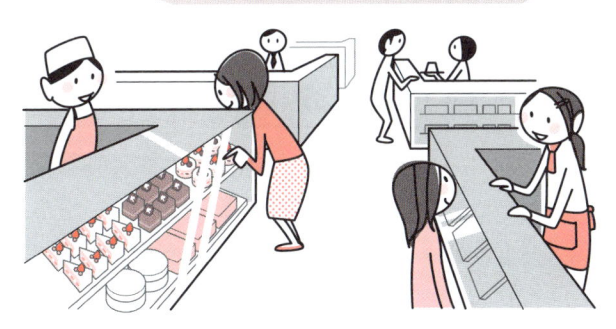

プラスワン

噴水効果
デパ地下を目当てとする買い物客が、上の階でも買い物をする効果のことをいう。

②駅ナカ

電車の駅構内に展開している店舗をいい、総菜店や高級スーパーなどが出店しているところもあります。通勤途中に利用できるので便利です。

③ホテイチ

ホテルの一階にある、総菜のテイクアウトコーナーのことをいいます。宿泊客でなくても利用することができ、ホテル特有の高級食材を使った総菜や、焼きたてのパンなどが販売されています。

④デリカテッセン

　持ち帰り用の洋風総菜やサンドイッチなどを販売する飲食店をいいます。店内がカジュアルレストランやファストフード店になっているところもあります。

(4) ホームミールリプレースメント

　ホームミールリプレースメント（HMR）とは，直訳すると「家庭の食事に代わるもの」という意味です。

　もともとは，アメリカの食品小売業や外食産業が，中食市場に参入したときに使ったキャッチフレーズであり，簡単な調理をするだけ，あるいは盛りつけるだけで食卓に出せる食事のことをいいます。

■HMRの4つの形態

①Ready to Prepare（レシピと食材が準備されている）
②Ready to Cook（下ごしらえまでされている）
③Ready to Heat（温めるだけで食べられる）
④Ready to Eat（盛りつけるだけで食べられる）

　単身者の増加，働く主婦の増加など，社会的環境の変化のなかで外食や中食の傾向が強くなりましたが，毎日の食事を外食や中食だけで済ますのは，経済的な理由はもちろん，とくに子どもを持つ親にとっては抵抗感が強いものです。そこで，ミールソリューションの1つの手法として，簡単な調理をして食べるHMRが広く利用されるようになりました。

　加工食品メーカーも，利便性を追求した冷凍食品やチルド食品を強化し，電子レンジやオーブンで一度に容器ごと加熱して食べられる食品などが数多く登場しています。

デリカテッセンとは，delikat＝おいしい essen＝食べる という2つのドイツ語を結びつけた言葉で，「デリ」と略すこともあります。

プラスワン

HMR
ホールミールリプレースメントの頭文字。
Home ＝家庭
Meal ＝食事
Replacement
　　　＝代用品

単なる便利さだけで食品を選ぶことはできません。品質や衛生管理は行き届いているか，塩分やエネルギーの過剰摂取にならないか，家族で食卓を囲むことがおろそかにならないかなど，これまで学んできたことを踏まえた提案ができなければ，本当のミールソリューションとはいえません。

Lesson 4 ミールソリューション

チェック&テスト

キーポイント	できたらチェック ☑
食事のあり方	☐ 1　一人きりでの孤独な食事のことを「個食」という。
	☐ 2　「欠食」の要因として，ダイエット志向などが挙げられる。
ミールソリューション	☐ 3　スーパーの総菜やコンビニ弁当などは，「内食」とよばれる。
	☐ 4　ミールソリューション（MS）とは，「家庭の食事に代わるもの」という意味である。
	☐ 5　デパートの地下食料品売り場のことを「デパ地下」とよぶ。
	☐ 6　HMRには，Ready to HeatやReady to Eatなどの形態がある。

解 答　1.× これは「個食」ではなく「孤食」である／2.○／3.× 「内食」ではなく「中食」とよばれている／4.× 「家庭の食事に代わるもの」はホームミールリプレースメント（HMR）である／5.○／6.○

てぃ〜たいむ

これからのミールソリューション

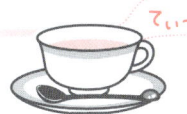

　食品企業の製造工程で発生する規格外品などを引き取り，福祉施設などへ提供するボランティア活動を「フードバンク」といいます。アメリカではすでに40年の歴史があり，日本でも2000（平成12）年以降活動が始まっています。最も規模が大きいNPO法人セカンドハーベスト・ジャパンは，2010（平成22）年，約650社からこうした食品の提供を受け，児童養護・母子支援・障害者支援等の福祉施設や生活困窮者などに無料で提供しました。

　日常生活を送るために，安全かつ栄養のある充分な食べ物を適切な手段によって得られることをフードセキュリティーといい，現在の日本では非常に多くの人々がこのフードセキュリティーを欠いた状況で暮らしているといわれています。

　ミールソリューションは，食に関するあらゆる問題点について解決策を提案していく手法です。もともとは食事の準備にかける時間を短縮することを目的とするものでしたが，今後はフードバンクのような活動も含め，高齢者や障害のある人向けのサービス，子育て関連のサービスなどを対象としたミールソリューションが重要となってくるでしょう。

5章　食マーケット

Lesson 5 飲食業の経営管理

頻出度 B

飲食業における営業戦略，メニューメイキング，経理などについて学習します。試験では「粗利益率」などを計算で求める問題も出題されます。例題を参考にして，算出方法を理解しておきましょう。

1 飲食業マネジメントのポイント

飲食業マネジメントでは，QSC，人事管理と教育，メニューの開発，経理の4つがポイントとなる。

(1) QSCとは

飲食店における営業活動戦略として，まず，どのようにして顧客を増やし，売上や利益を上げていくのかを具体的に計画していくことが必要です。

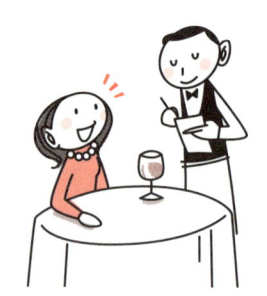

そのためには，次の3つの視点からレベルの向上を図ることが重要とされています。その3つの頭文字を合わせて QSC といいます。

①Quality（品質）

料理そのものの品質です。とくに「味」は，その店のオリジナリティを表現するうえで最も大切な要素です。

②Service（奉仕）

接客サービス，店内メニュー，販売促進活動が含まれます。業態によりフルサービスとセルフサービスに分かれます。従業員のレベルアップが重要です。

③Cleanliness（清潔）

店内の清掃や，衛生管理のことです。

プラスワン

カフェテリア
セルフサービスを採用した飲食施設のこと。学校やオフィス，工場などでみられる。大量の食事を短時間に提供することができる。

(2) 人事管理と従業員教育

飲食店の運営には従業員の力が大きく影響します。とくに，顧客に接する従業員は店の「顔」となります。顧客の満足度を高めるには，適切な人事管理のほか，訓練や躾を行う必要があります。

■人事管理と従業員教育のポイント

人事管理	適正な人件費の範囲内でのシフトスケジュール管理
教育訓練	接客サービスのテクニック，もてなす心遣い
躾	社会人として顧客に接する言葉遣い，立ち居振る舞い

> 従業員教育の際には，モチベーション（目標の設定と動機づけ）を重視します。

(3) 商品（メニュー）の企画と開発

定期的な市場調査や消費者の声を参考にして，顧客が欲しがる商品をタイミングよく提供すること（メニューメイキング）が売上向上や顧客の増加につながります。年中行事や季節，休暇期間などをよく検討し，年間計画を立てて行うと効果が上がります。

また，新しいメニューの企画・開発から販売までの期間設定，および顧客への事前告知も必要です。商品の企画開発と販売促進活動は，連動して実施することが大切です。

①メニュー計画

ターゲットの客層を絞り込んだうえ，何を，いつ，どのように，どれぐらい売るかを計画します。

②メニュー価格の設定

価格の安い店は，来店頻度を上げてもらう必要があるため，人気のある定番商品を持つことが重要です。一方，価格の高い店は収益確保のため広い範囲から顧客を集める必要があるので，交通の便や駐車場の整備などが必要となります。

> **プラスワン**
>
> **アイドルタイム**
> 飲食店では，来客数の少ない時間帯を意味する。この間も人件費は発生するため，生産的な時間帯とするための工夫が必要となる。

> たとえばサラリーマンの昼食需要をターゲットとするならば，昼休みという限られた時間内に，値ごろ感のあるメニューを提供することが求められます。

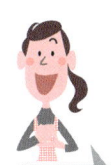

③メニュー変更

メニューの内容や組み合わせを上手に変更することは，集客につながるだけでなく，仕入れや調理技術の改善によって利益率が向上することも期待できます。

メニュー変更の際には「ABC分析」が役立ちます。各商品を売上や利益などの割合でランクづけする方法であり，割合（累積構成比）の高い順番にA・B・Cの3つのグループに分け，Cグループをメニュー変更の対象とします。

■ABC分析のランクづけの仕方

A	全体の売上の**75%**までを占めるメニュー
B	全体の売上の**20%**までを占めるメニュー
C	残り**5%**のメニュー ←メニュー変更の対象

（4）経理と計数管理

経理とは，売上や利益がどうなっているかを数値として記録することです。営業活動の数値を管理することによって，経営状況を正確に把握することができ，これを分析して売上や利益の向上に役立てます。

2 粗利益などの算出方法

> 売上から原価を差し引いたものが「粗利益」で，売上に占める粗利益の割合を「粗利益率」という。

粗利益とは，**売上**から**原価**を差し引いたものをいいます。そこからさらに人件費，家賃，水道光熱費などの必要経費を差し引いたものが**営業利益**です。

利益を上げるためには，売上にかかる原価や経費を必要最小限に抑えることが必要です。

プラスワン

地域一番店
ある商圏内で高い売上高を誇り，最も多くの支持を得ている店舗のことをいう。

粗利益は，店にとって収益や競争力の源泉となるものです。正式には「売上総利益」ともいいます。

①粗利益の算出方法

$$粗利益 = 売上高 - 売上原価$$

ただし，飲食業の場合，売上原価はその店で調理した食材の仕入高になるため，次の式でも求められます。

$$粗利益 = 売上高 - 仕入高$$

②粗利益率の算出方法

粗利益率とは，売上高に占める粗利益の割合です。

$$粗利益率 = 粗利益 \div 売上高 \times 100$$

〔例題1〕
仕入高35,000円，売上高100,000円である場合，粗利益率を求めなさい。

粗利益＝100,000円−35,000円＝65,000円
粗利益率＝65,000円÷100,000円×100＝65%

答え　65%

③原価率の算出方法

売上原価率は，売上高に占める売上原価の割合です。

$$売上原価率 = 売上原価 \div 売上高 \times 100$$

商品ごとの原価率は，その商品の販売価格に占める仕入価格の割合なので，次の式で求めます。

$$商品原価率 = 仕入価格 \div 販売価格 \times 100$$

プラスワン

売上高
売上高＝客数×客単価で求められる。
客単価とは，（1人当たりの注文個数）×（1品当たりの平均単価）のこと。

粗利益率と売上原価率を合計すると，100%になります。

5章 食マーケット

〔例題2〕
仕入原価120円の商品を販売して，40％の利益を得るためには，販売価格をいくらにすればよいか。

　この場合の利益とは，商品1個分の粗利益であると考えられます。そこで，販売価格をX円とすると，

　　　粗利益＝売上高－仕入高
　　　　　　＝販売価格－仕入原価
　　　　　　＝X－120
　　　粗利益率＝粗利益÷販売価格×100
　　　　40　＝（X－120）÷X×100
　　両辺にXをかけて，
　　　　40X＝（X－120）×100
　　　　40X＝100X－12000
　　この式を変形して，
　　　　12000＝60X　　∴X＝200円
　　さらに，消費税8％を含む総額表示にすると，
　　　　200円×1.08＝216円

　　　　　　　　　　　　　　　答え　消費税込216円

チェック&テスト

キーポイント	できたらチェック☑	
飲食業マネジメントのポイント	□ 1	営業活動戦略のQSCとは，品質，奉仕，価格の頭文字である。
	□ 2	カフェテリアとは，セルフサービスを採用した飲食施設である。
	□ 3	ABC分析は，商品を売上などの割合でランクづけする方法である。
粗利益などの算出方法	□ 4	飲食業では，粗利益は売上高から仕入高を差し引くことによって求められる。
	□ 5	粗利益率は，売上高÷粗利益×100という式で算出できる。

解　答　1.×「価格」ではなく「清潔」である。あとの2つは正しい／2.○／3.○／4.○／5.×粗利益率＝粗利益÷売上高×100である。「売上高÷粗利益」ではない

6章 社会生活

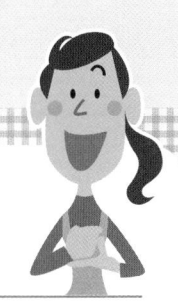

- **Lesson 1** 暮らしと経済 …………………… 144
- **Lesson 2** 食料自給率と貿易 ……………… 149
- **Lesson 3** 食に関連する法規など ………… 154
- **Lesson 4** 消費生活と環境 ……………………… 159
- **Lesson 5** 消費生活の保護 ……………………… 164

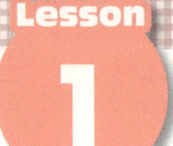

Lesson 1 暮らしと経済

B 頻出度

食生活アドバイザー®は，広い視野に立って食生活をトータルにとらえなければなりません。ここでは物価とインフレ・デフレ，税金などを学習し，「食」を取り巻く消費生活について理解を深めましょう。

1 経済主体としての家計

> 個人所得の総額から税金や社会保険料を差し引いた残りの金額を，可処分所得という。

(1) 経済とは

生活のために必要な物品を**財**といい，生活に役立つ通信や交通，医療，教育などを**サービス**といいます。そして，売買するために生産された財やサービスのことを**商品**とよびます。**経済**とは，商品の**生産**と**消費**を中心とする人間の活動です。

経済活動を行う主体は，**企業**，**家計**，**政府**の3つに分けられます。

■3つの経済主体の関係

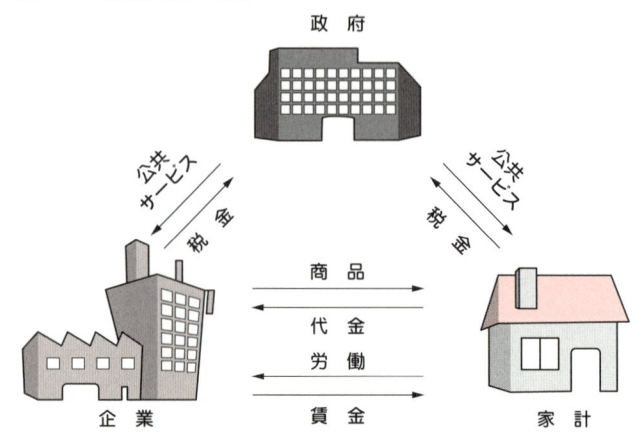

社会的分業の発達した現代では，主に企業が商品の生産活動を担います。家計は消費活動を中心に行い，商品の代金を企業に支払います。また，収入を得るために企業などに労働を提供し，賃金を受け取ります。

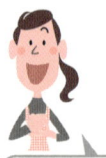

政府（国と地方公共団体）は公共サービスを提供し，企業と家計は政府に税金を払います。

Lesson 1　暮らしと経済

(2) 家計とは

　生産活動は収入を生み出し，消費活動は支出を伴います。家計とは，家庭における収入と支出のことをいいます。

■家計の収入と支出

収入	①労働収入	賃金（給与）
	②事業収入	自営業者（個人事業主）の収入
	③財産収入	土地や建物を貸すことで得られる地代・家賃，預金や貯金についてくる利子，株式の配当など
	④再分配収入	年金や児童手当などの社会保障による収入
支出	実支出　消費支出	住居費，食料費，光熱費，被服費，教育・娯楽費，交通費，通信費など
	非消費支出	税金，年金・健康保険などの社会保険料
	実支出以外の支出	貯蓄

　個人所得の総額から税金や社会保険料を差し引いた残りの金額を可処分所得といいます。いわば自ら自由に使える金額であり，このうち消費支出に回される額の割合を消費性向といい，貯蓄に回される額の割合を貯蓄性向といいます。

2　物価とインフレ・デフレ

　デフレーションとは物価が下落し続ける現象をいう。不景気になり，倒産や失業者が増える。

　いろいろな商品の価格を総合し，平均して見たものを物価といいます。物価の動きは，基準となる時期を100として，今月は102だとか97だとかいうように指数としてとらえます。

　物価が上がると，同じ金額で買える商品の量が少な

用語

所得
個人または法人の収入から必要経費や税法上の控除額等を差し引いたもの。課税額を判定するために算出する。

消費性向が高くなるほど，家計の消費意欲が高いといえます。

プラスワン

消費者物価指数
全国の消費者が購入する商品の平均的な価格の動きを測定したものであり，総務省統計局が毎月発表する。

145

プラスワン

景気の波

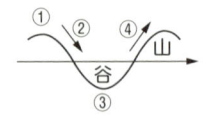

① 好景気
② 景気の後退
③ 不景気（不況）
④ 景気の回復

> デフレのときはモノの価値が下がり，相対的にカネの価値が上がるため，住宅ローンなどの債務が実質的にふくらんでしまいます。

プラスワン

資産デフレ

不動産や株式など保有する資産価格の値下りにより，企業や家計に損失が発生し，企業の投資意欲や家計の消費が抑制されることから起こるデフレ現象。

くなるため，通貨の価値が下がります。賃金が名目上10％増えても，物価が10％以上高くなれば，実質賃金は下がったことになります。物価が上がり続ける現象を**インフレーション（インフレ）**といい，逆に物価が下落し続ける現象を**デフレーション（デフレ）**といいます。それぞれの特徴をまとめておきましょう。

インフレーション
通貨の価値が下がるので，預貯金を持っている人や年金生活者にとって不利。インフレの主な原因は次の2つ。 ①商品が流通するのに必要な通貨量よりも多くの通貨が出回り，そのため消費者の需要がふくらんで商品の価格が上がる場合（**ディマンドプルインフレ**） ②原材料費などが高くなり，生産コストが上昇したことによって商品の価格が上がる場合（**コストインフレ**）
デフレーション
通貨の量が不足し，需要が控えられることで商品価格が下がる。近年では，海外からの安い商品の流入に対抗して国産品の価格引き下げが行われる場合がある。 企業の売上高が減少するため，利益が上がらず，生産が衰えて不景気になる。とくに低収益体質の企業はダメージが大きく，賃下げやリストラ，倒産が起こり，失業者が増える。

　デフレで消費者の購買力が低下し，さらなるデフレを招く悪循環に陥った状態を**デフレスパイラル**といいます。また，景気が停滞している状況のなか，過剰な金融緩和や資源価格の上昇などが原因で，インフレが同時に起こってしまう現象を**スタグフレーション**といいます。

　インフレやデフレは，企業にとっても消費者にとっても望ましいことではありません。物価の安定は，国民が安心して生活するためにとても重要なことです。

3 税金と確定申告

所得税や法人税は直接税であり，一方，消費税や酒税は間接税である。

(1) 財政と税金

政府が行う経済活動を**財政**といい，政府の1年間の収入，支出をそれぞれ**歳入**，**歳出**といいます。歳出は原則として**税金**（租税）によってまかなわれます。

■おもな税金

		直接税	間接税
国税		所得税，法人税，相続税，贈与税	消費税，印紙税，酒税，たばこ税
地方税	都道府県税	都道府県民税，事業税，自動車税	都道府県たばこ税，地方消費税
	市区町村税	市（特別区）町村民税，固定資産税	市（特別区）町村たばこ税

所得税や法人税などのように，税金を納める義務のある人（**納税義務者**）と税金を負担する人（**税負担者**）とが一致する税を**直接税**といいます。これに対して，納税義務者と税負担者とが一致しない税を**間接税**といいます。たとえば，消費税や酒税の場合，販売者や生産者が納税義務者ですが，実際に税金を負担するのは消費者です。

(2) 消費税

消費税は，原則として，国内において事業者が事業として対価を得て行う資産の譲渡等および輸入取引を課税対象としています。しかし，取引の性格上消費税の課税対象としてなじまないものや，社会政策的配慮から，課税しないもの（**非課税取引**）があります。

用語

印紙税
領収書，預貯金通帳，手形など，印紙税法で定められた課税文書を作成した人が，所定の金額の収入印紙を文書に貼りつけ，消印することで納付する税金。なお，切手は郵便代金を支払った証であって税金ではない。

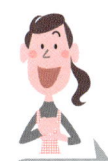

所得税は，その1年間に得た収入から経費と控除額を差し引いた金額（課税所得金額）に一定の税率をかけ合わせて税額を求めます。

■消費税の非課税取引

①土地の譲渡・貸付　②有価証券（社債，株式等）の譲渡　③支払手段（紙幣，小切手等）の譲渡　④利子，保険料　⑤切手，印紙等の譲渡　⑥商品券，プリペイドカード等の譲渡　⑦住民票，戸籍抄本等の行政手数料　⑧外国為替業務サービス　⑨社会保険医療の給付　⑩介護保険サービス　⑪社会福祉事業等によるサービス　⑫お産費用　⑬埋葬・火葬料　⑭身体障害者用の物品の譲渡・貸付　⑮学校の授業料・施設設備費等　⑯教科用図書の譲渡　⑰住宅の貸付

用語

確定申告の対象者
個人事業主，あるいは給与所得者であっても給与以外に所得がある者などが対象となる。

用語

源泉徴収
所得が発生する段階で一定税率の所得税を差し引いて支払う制度。一般に「天引き」とよばれる。

（3）確定申告と年末調整

　<u>確定申告</u>とは，納税者自らが，1年間に生じた所得とそれに対する所得税額を計算して申告し，納税すべき税額を確定する手続きで，会社員など給与所得者の場合は，会社が給与を支払う際に所得税を差し引いてから支払います（<u>源泉徴収</u>）。この税額は一定の仮定を基に計算したものにすぎないため，年間の給与所得が確定する12月に，会社が正確な税額を計算して過不足を調整します（<u>年末調整</u>）。

チェック＆テスト

キーポイント		できたらチェック ✓
家計	□ 1	可処分所得とは，1年間の個人所得の総額をいう。
物価とインフレ・デフレ	□ 2	デフレーションになると，通貨の価値が下がる。
	□ 3	不景気なのにインフレになることをスタグフレーションという。
税金と確定申告	□ 4	消費税，酒税，贈与税は，いずれも間接税である。
	□ 5	確定申告は，納税者自らが納税額を確定する手続きといえる。

解答　1.× 個人所得の総額から税金や社会保険料を差し引いた残りの金額をいう／2.× 通貨の価値が下がるのはデフレではなくインフレのときである。デフレの場合，通貨の価値は上がる／3.○／4.× 消費税と酒税は間接税であるが，贈与税は直接税である／5.○

Lesson 2 食料自給率と貿易

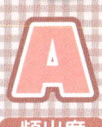

A 頻出度

食料自給率の算出方法と，日本の食料自給率が低迷している原因を学習しましょう。さらに，輸入や関税に関係するさまざまな制度，円高・円安の意味とその影響についても理解を深めましょう。

1 日本の食料自給率

食料自給率には，カロリーベース，生産額ベース，重量ベースの3つの算出方法がある。

(1) 食料自給率の算出方法

食料の消費が，国内の生産でどの程度まかなえているかを示す指標を 食料自給率 といいます。次の3種類の算出方法があります。

①カロリーベース

食料に含まれる熱量（カロリー）を用いて計算した自給率です。一般的には，これによって食料自給率が算出され，諸外国との比較にも用いられます。

なお，牛乳や卵，肉類といった畜産物については，飼料自給率 を考慮したうえで算出されます。

②生産額ベース

野菜などの価格を用いて計算した食料自給率です。野菜や果物といった低カロリーの食料は，カロリーよりも生産額ベースのほうが的確に生産等を反映できるという特徴があります。

③重量ベース

食料の重さを用いて計算した自給率です。品目別の自給率はこれによって算出されています。

プラスワン

食料需給表
日本で供給される食料の生産から最終消費に至るまでの総量を明らかにしたものであり，食料自給率算出の基礎となる。

2013（平成25）年の**品目別の自給率**（重量ベース）です。品目によってばらつきがあります。
・米 …………… 96%
・鶏卵 ………… 95%
・野菜 ………… 79%
・牛乳・乳製品
　 …………… 64%
・魚介類 ……… 55%
・牛肉 ………… 41%
・油脂類 ……… 13%
・小麦 ………… 12%
・大豆 ………… 7%

用語

飼料自給率
家畜の飼料消費が国内でまかなわれている比率。畜産が国産であっても飼料を自給している部分しか算入しない。

プラスワン

日本の農業構造の変化
耕地作付面積や農業就業者数が年々減少している。
①耕地作付面積の推移
2008（平成20）年
　　　……427万ha
2010（平成22）年
　　　……423万ha
2014（平成26）年
　　　……415万ha
②農業就業者数の推移
2008（平成20）年
　　　……299万人
2010（平成22）年
　　　……261万人
2014（平成26）年
　　　……227万人

(2) 食料自給率低下の原因

　日本の食料自給率は，長期間にわたって低迷しています。農業生産が消費者のニーズに対応できず，生産が減少傾向にあることが原因とされ，具体的には自給率の高い米の消費が減ったことや，飼料穀物など大量の輸入農産物を必要とする畜産物や油脂の消費が増大したことなどが挙げられます。

■日本の食料自給率の推移　　　　　　　　　　　（単位%）

	1965（昭和40）年	1995（平成7）年	2013（平成25）年
カロリーベース	73	43	39
生産額ベース	86	74	65
飼料用含む穀物自給率	62	30	28
飼料自給率	55	26	26

■先進諸国の食料自給率（カロリーベース：2011〔平成23〕年）

カナダ	258%	イギリス	72%
オーストラリア	205%	イタリア	61%
フランス	129%	スイス	57%
アメリカ	127%	韓国	39%
ドイツ	92%	日本	39%

2　貿易と国内産業保護

　関税は，国の財政収入になるだけでなく，国内産業を保護するという目的がある。

　国と国との商取引（輸出・輸入）を**貿易**といいます。日本の貿易は，原料を輸入して工業製品を輸出するというスタイル（**加工貿易**）が基本です。しかし，近年は日本の企業が海外に工場をつくり，そこで生産した製品を日本で販売する**逆輸入**が増加しています。国内

Lesson 2　食料自給率と貿易

では手に入りにくい商品を個人がインターネットなどを利用して購入する個人輸入も盛んです。

輸入品には関税が課されます。たとえば、1万円の商品を輸入したとき、関税率が60％であれば、国内では1万6000円となります。関税は国の財政収入になるだけでなく、国内産業を保護する目的があります。

輸入や関税に関係する制度をみておきましょう。

①セーフガード

特定の品目の輸入が急増し、国内産業に重大な損害を与えるか、または与えるおそれがある場合にとられる緊急輸入制限措置です。関税の引き上げや輸入数量の制限を行います。

②輸入割当制度

輸入数量の増加によって国内産業が損害を被ることを防ぐため、特定品目の輸入数量を割り当てる制度です。輸入割当数量を超過する輸入を禁止します。

③ミニマムアクセス

米など国内消費量に比べて輸入の割合が低い品目について、最低限の輸入機会を設ける制度です。最低限輸入義務などと訳されます。

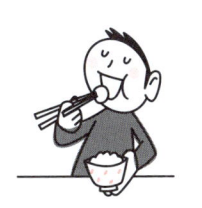

④特恵関税制度

開発途上国から輸入される一定の農水産品や鉱工業産品に対し、一般の関税率よりも低い税率（特恵税率）を適用する制度です。開発途上国の輸出所得を増大させ、工業化や経済発展の促進を図ることが目的です。

> **プラスワン**
>
> **並行輸入**
> 海外の有名ブランド品などを、そのメーカーの子会社や正規代理店が輸入販売するのではなく、正式契約を結んでいない第三者が輸入すること。

> 日本は米の輸入自由化にずっと反対し続けてきましたが、1993（平成5）年末ウルグアイ・ラウンドでアメリカなどが要求する市場の部分的開放を受け入れ、米についてミニマムアクセスを約束しました。その後、1999（平成11）年には米の関税化（関税をかけて輸入する）に踏み切りました。

6章　社会生活

6章 社会生活

プラスワン
変動相場制
第2次世界大戦後、円とドルとの為替レートは1ドル＝360円に固定されていた。しかし、1973年から変動相場制に移行し、市場での需要と供給の関係によってレートが変化することとなった。

プラスワン
円の需要曲線・供給曲線

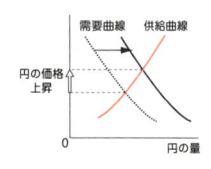

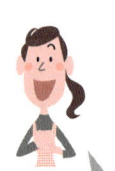

円高（ドル安）になると、一般的に輸入食品の商品価格は下がるといえますね。

3 為替市場と円高・円安

ドルを円に交換する動きが活発化すると、ドル売り円買いが進み、円高（ドル安）になる。

(1) 外国為替市場とは

日本の企業が外国と貿易をする場合、日本円と外国通貨を交換する必要があります。異なる通貨を交換することを外国為替といい、自国通貨と外国通貨を交換（売買）する場のことを外国為替市場といいます。また、通貨を交換するときの交換比率を為替相場または為替レートといいます。

「市場」といっても株式市場のように取引所があるわけではなく、電話やインターネットなどの通信手段を通じ、市場への参加者が互いにレートを出し合い、それぞれ相対で取引を行います。市場参加者のほとんどが銀行であることから、インターバンク市場とよばれています。

(2) 円高と円安

為替相場は、市場における外国為替の需要と供給の関係によって日々刻々と変化します。

1ドル＝120円のときは、1ドルの商品を買うのに120円が必要です。ところが、1ドル＝80円になると同じ商品が80円で買えます。つまり、円の値打ちが上がっているわけです。これを円高といいます。

円高になるとアメリカへの旅行が得になったり、輸入品が安く買えるため、輸入産業はコストが下がり利益が増えます。しかし輸出産業は、たとえば1万ドルの車を売る場合、1ドル＝120円のときは120万円の売上げになるのに、1ドル＝80円のときは80万円の

Lesson 2　食料自給率と貿易

売上げにしかならず，利益が減ってしまいます。

　一方，**円安**のときはこれと逆のことが起こります。つまり，輸入業者にとっては輸入代金が高くなるため利益が減ってしまいますが，輸出業者は売上げが上昇するため利益が増えます。ただし，円安が進むことによって，諸外国との貿易摩擦を引き起こす可能性があります。

　円高，円安ともメリットとデメリットがあります。どちらも急激に進行すると，国内経済に混乱を招くため，為替相場の安定が望まれます。

> **プラスワン**
>
> **産業の空洞化**
>
> 円高が急速に進むと，主要産業は安い労働力と土地を求めて海外に生産拠点を移してしまい，製造業を中心とした国内の産業活動の衰退につながる。これを産業の空洞化という。

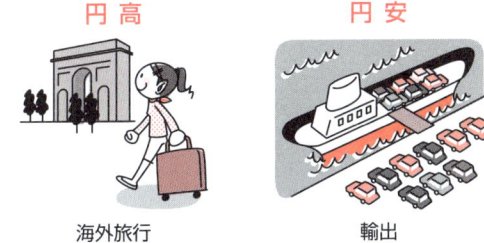

円高　　　　　円安

海外旅行　　　輸出

チェック＆テスト

キーポイント		できたらチェック ☑
日本の食料自給率	□ 1	野菜や果物は，カロリーベースで自給率を算出したほうが生産等を的確に反映できる。
	□ 2	品目別の自給率は，重量ベースで算出されている。
貿易と国内産業保護	□ 3	セーフガードとは，最低限輸入義務のことをいう。
	□ 4	特恵関税制度は，開発途上国の輸出所得増大などを目的とする。
為替市場と円高・円安	□ 5	１ドル＝98円であったものが，１ドル＝96円になったとすると，２円の円高である。
	□ 6	円高になると輸出産業の利益は増えるが，輸入産業の利益は減少してしまう。

解答　1.× 野菜や果物は低カロリーなので，生産額ベースのほうが的確に反映できる／2.○／3.× セーフガードは緊急輸入制限措置。最低限輸入義務はミニマムアクセスである／4.○／5.○／6.× 円高の場合は輸出産業が利益を減らし，輸入産業の利益は増える

6章　社会生活

153

Lesson 3 食に関連する法規など

頻出度 B

食品安全基本法，JAS法，食品衛生法など，それぞれの法律の目的を理解しましょう。食品表示に関連する法律は3章の復習が大切です。ISOについてはコンプライアンスなどの語句に注意しましょう。

1 食生活に関連する法律

食品表示に関する規定は，食品表示法（2015〔平成27〕年4月施行）によって統合された。

(1) 食糧法

正式名称は「主要食糧の需給及び価格の安定に関する法律」。

従来は食糧管理法に基づき，米や小麦などの生産・流通・消費の全過程を政府が統制管理していましたが，1995（平成7）年に食糧管理法は廃止され，新しい**食糧法**によって，民間流通を中心とした現在の食糧制度に移行しました。

(2) 食育基本法

「**食育**」とは，食に関する知識と，食を選択する力を習得し，健全な食生活を実践することのできる人を育てる取り組みをいいます。**食育基本法**は食育に関する基本理念を定めるとともに，総合的・計画的に食育に関する施策を推進していくための法律です。

(3) 食品安全基本法

食品安全基本法は，食品の安全性確保に関する施策を総合的に推進するための法律です。食品の安全性の確保に関する基本理念や施策の策定に関する基本方針

食生活アドバイザー®は，この食育基本法を中心とした官民挙げての食生活改善に向けた取り組みを実践していくエキスパートです。

プラスワン

食品安全委員会
食品安全基本法に基づいて，食品や添加物，農薬などが健康に与える影響を科学的に評価するための機関である食品安全委員会が設置されている。

を定めるほか，国・地方公共団体・食品関連事業者の責務，消費者の役割などについて規定しています。

(4) JAS法

正式名称は「農林物資の規格化等に関する法律」。

飲食料品や農林物資が一定の品質または特別な生産方法で作られていることを保証する **JAS規格制度** を定めており，この規格を制定し普及させることによって品質の改善，生産の合理化，取引の単純公正化などを図ります。JAS規格の検査に合格した製品にだけ **JASマーク** を付けることが認められます。

■いろいろなJASマーク

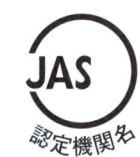

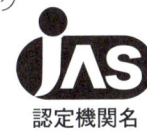

JASマーク　　　　　特定JASマーク

生産情報公表　　　　定温管理流通
JASマーク　　　　　JASマーク

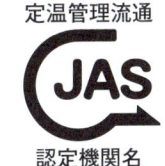

＊このほかに「有機JASマーク」（P.90）がある

(5) 食品衛生法

食品の安全性確保のために **公衆衛生** の見地から必要な規制を行うことにより，飲食によって起きる危害の発生を防止する法律です。**国民の健康の保護** を目的としており，食品・添加物・容器包装などの規格基準の策定のほか，規格基準に適合しない食品等の製造販売等の禁止，知事による飲食店等の営業許可，農薬等の残留規制の強化（ポジティブリスト制度）など，広く食品と関係する事項を対象としています。

用語

特定JASマーク
一定期間以上熟成したハムや一定期間以上の平飼いで育てた地鶏肉など，特別な生産方法についてのJAS規格を満たす食品につける。

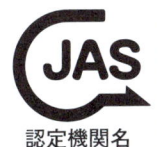

生産情報公表JASマーク
生産者の氏名，農場の所在地，肥料や農薬の使用状況など，JAS規格の定める生産情報が公表されている牛肉や豚肉，農産物，豆腐などにつける。

定温管理流通JASマーク
製造から販売まで一貫して一定の温度を保って流通させる加工食品につける。

6章 社会生活

プラスワン

残留農薬
使用した農薬は，時間の経過とともに分解され，風や雨にも流されるが，収穫までにすべてなくなるわけではない。こうして農作物に残った農薬を残留農薬という。

生鮮食品や加工食品を含め，国産品，輸入品すべての食品が対象となるんですね。

使用・残留を認めるものには残留基準を設定し，それ以外のものには一律基準(0.01ppm)を適用します。そしてどちらも基準値を超えて農薬が残留している食品については販売を禁止します。

特定保健用食品
→ P.72参照
特別用途食品
→ P.73参照

①ポジティブリスト制度

従来は，残留してはならない農薬だけ基準値を定めてリスト化していたので，基準値の定められていない農薬が食品から見つかっても，その食品の流通を規制することができませんでした。

そこで2006（平成18）年，**ポジティブリスト制度**が始まり，原則としてすべての農薬に基準値を定めました。現在では基準値を超えた残留農薬が見つかったときは，その食品の流通を禁止することができます。

■従来の制度との比較

| 従来の制度
=**ネガティブリスト制度**
・原則規制がない状態
・規制するものだけをリスト化する
・リスト外のものは規制できない | → | 2006年5月末〜
=**ポジティブリスト制度**
・原則規制された状態
・使用・残留を認めるものをリスト化する
・リスト外のものについては一律基準を適用 |

②食品衛生法に基づく食品表示

従来は，食中毒予防などの見地から販売用の食品と添加物の表示に関する基準を定めていましたが，食品表示に関する規定は食品表示法に移管されました。

(6) 健康増進法

国民保健の向上を図ることを目的とした法律です。病者，妊産婦，乳幼児などの特別の用途に適する旨の表示をしようとする場合は，健康増進法に基づく国の許可が必要です。**特定保健用食品**と**特別用途食品**がこれに該当します。なお，従来は栄養成分表示についても定めていましたが，食品表示法に移管されました。

(7) 食品表示法

JAS法，食品衛生法，健康増進法に定められていた

食品の表示に関する規定を統合し，食品表示に関する包括的かつ一元的な制度を創設するものとして策定された法律です。2015（平成27）年4月1日施行。

(8) 景品表示法

正式名称は「不当景品類及び不当表示防止法」。

広告や容器に書かれている商品説明などが実際よりも優れているような表示になっていたり，過大な景品をつけて販売したりする行為を禁止することにより一般消費者の利益を保護することを目的とした法律です。

また景品表示法は，事業者等が内閣総理大臣および公正取引委員会の認定を受けて，表示や景品類に関する自主的なルールを定めることを認めています。このような業界ルールを公正競争規約といいます。

2 ISOのマネジメントシステム

ISO規格は，コンプライアンス（法令順守）やコーポレートガバナンス（企業統治）にも関係する。

ISO（国際標準化機構）とは，電気および電子技術分野を除く全産業分野の国際的な規格を策定している国際機関です。

■代表的なISO規格

ISO 9001 （品質）	製品やサービスの品質向上によって顧客や市場のニーズに応えるための品質マネジメントシステムの国際規格。最近は「コンプライアンス」や「コーポレートガバナンス」の要素の1つである業務効率の改善や組織体制の強化にも活用されている
ISO 14001 （環境）	「サスティナビリティ」の考え方に基づき，環境リスクの低減と経営との両立を目指す環境マネジメントシステムの国際規格
ISO 22000 （食品安全）	HACCPの手法を取り入れた食品安全マネジメントシステムの国際規格

プラスワン

食品表示に関連するその他の法律

・計量法

容器包装入りの食品の「内容量」の表示について定めている。

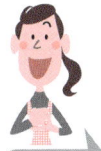

飲用乳の表示について
→ P.89

策定された規格自体をISOとよぶ場合もあります。なお，ISOとは，International Organization for Standardizationの略です。IOSとせず，「平等」という意味のギリシャ語「isos」からISOとしたそうです。

6章 社会生活

> **プラスワン**
>
> **ナレッジマネジメント**
> 個々の従業員が現場で得た知識や情報を組織として共有し，それを活用することによって問題の解決や業績向上に役立てる経営手法。

①**コンプライアンス**

「法令遵守」ともいい，法律や社会のルールに違反することなく企業活動を行うことを意味します。食品の偽装表示事件などが相次ぐなか，コンプライアンスの重要性が再認識されています。

②**コーポレートガバナンス**

「企業統治」と訳され，組織ぐるみの違法行為や，経営者に権限が集中することで生じる弊害などを監視し，阻止することによって，企業を健全に運営していくことをいいます。

③**サスティナビリティ**

「持続可能性」という意味です。環境問題に対する取り組みや社会貢献活動といった社会的側面を含め，継続性を持って企業活動を続けられるようにしようという考え方です。

チェック&テスト

キーポイント		できたらチェック
食生活に関連する法律	□ 1	食糧法により，民間流通を中心とする食糧制度が実現した。
	□ 2	食育基本法は，食品の安全性確保に関する施策を総合的に推進するための法律である。
	□ 3	食品衛生法は，国民の健康の保護を目的として掲げている。
	□ 4	ポジティブリストでは，残留してはならない農薬だけがリスト化される。
ISOのマネジメントシステム	□ 5	ISOとは「国際標準化機構」の略称である。
	□ 6	コンプライアンスは「企業統治」と訳され，コーポレートガバナンスは「法令遵守」と訳される。

解答 1.○／2.× これは食育基本法ではなく，食品安全基本法である／3.○／4.× ポジティブリストには使用・残留を認めるものがリスト化される。設問の記述はネガティブリストである／5.○／6.× コンプライアンスが「法令遵守」，コーポレートガバナンスが「企業統治」である

Lesson 4 消費生活と環境

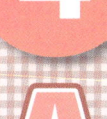

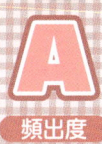

A 頻出度

ここでは，地球環境を保全し，限りある資源を有効に活用していくための取り組みについて学習します。3つのRがとくに重要です。また，容器包装リサイクル法，食品リサイクル法の内容を理解しましょう。

1 循環型社会の実現に向けて

リデュースは発生抑制，リユースは再使用，そしてリサイクルは再資源化を意味する。

(1) 循環型社会と3つのR

私たちの社会は，大量に生産し消費することによって発展してきましたが，それと同時に**廃棄物**が増え続け，**環境**への影響が大きな社会問題となっています。そこで，限りある**資源**を上手に使い回し，環境に与える負担を小さくする**循環型社会**の実現を目指すことになりました。次の**3つのR**は，そのための具体的な取り組みです。

① Reduce（リデュース）＝発生抑制，減量

廃棄物の発生抑制，つまり**ゴミを減らす**ことです。部品を交換すれば長期間使用できる製品をつくるなど，商品寿命を延ばすこともリデュースです。

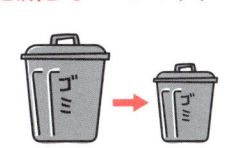

② Reuse（リユース）＝再使用

使用済み製品を**原型のまま繰り返し使用**することをいいます。ビールや日本酒のびんのようにメーカーに回収されて何度も使用される**リターナブルびん**

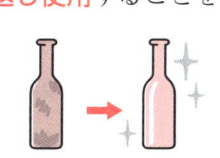

プラスワン

LOHAS（ロハス）
Lifestyles Of Health And Sustainability の略。環境や健康について意識の高い人々が，環境と共存しながら健康的で無理のない生活を追求するライフスタイルのこと。

リデュースの例として
・壊れたものを修理して長く使う
・外出時は自分専用の水筒や箸を持参する
・買い物袋を持参してレジ袋は使わない
・過剰包装を避ける
・レンタルやリースを活用する
などが考えられます。

プラスワン

デポジット制
あらかじめ商品の価格に容器代を上乗せしておき、消費者が容器を返却したときに容器代を返却するシステムのこと。デポジットとは「預かり金」という意味である。

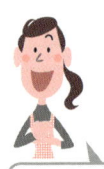

などはその代表例です。ビールびんについては、預かり金の払い戻し（デポジット制）も行われています。また、自分が使わなくなったものをフリーマーケットなどで他人に譲ることもリユースにつながります。

③Recycle（リサイクル）＝再資源化，再生利用

リデュースやリユースをしても出てしまう廃棄物は資源として再生利用します。たとえばペットボトルは、細かく砕かれて繊維製品などの原材料として利用されています。

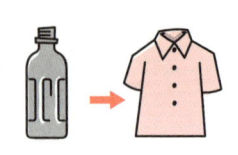

(2) ゼロエミッション

循環型社会の構築を目的として、あらゆる産業から排出される廃棄物を、ほかの産業の原材料として活用することなどによって廃棄物をなくそうとする考え方をゼロエミッションといいます。ただし一般的には、個々の工場から排出される廃棄物をゼロにする取り組みを指す場合もあります。

> エミッションは「排出」という意味です。

2 個別物品の特性に応じた規制

> 容器包装リサイクル法は、消費者・市町村・事業者の3者に役割分担を義務づけている。

(1) 容器包装リサイクル法

正式には「容器包装に係る分別収集及び再商品化の促進等に関する法律」といい、「容リ法」とも略されます。家庭から出されるゴミのうち、容量で約60%、重量で約20%を占める容器包装廃棄物のリサイクルシステムの構築を目的として制定されました。

①容リ法の対象物

容リ法では、容器または包装のうち、中身の商品を

用語

容器包装廃棄物
容器包装が一般廃棄物となったものをいう。一般廃棄物とは、産業廃棄物以外の廃棄物のこと。

Lesson 4　消費生活と環境

消費したり分離したりした際に，不要となるものを「容器包装」と定義しています。したがって次のものは，容リ法の対象になりません。

■容リ法の対象外となるもの（例）

中身が「商品」でないもの	・手紙やダイレクトメールを入れた封筒 ・景品を入れた箱や紙袋
「商品」でなくサービスの提供に使うもの	・レンタルビデオ店の貸出用の袋 ・クリーニングの袋 ・宅配便の袋や箱
分離しても不要にならないもの	・音楽用CD等のプラスチックケース ・楽器やカメラの専用ケース ・日本人形を飾るガラスケース

対象となる「容器包装」は，次の8種類です。

A：事業者に再商品化（リサイクル）義務があるもの

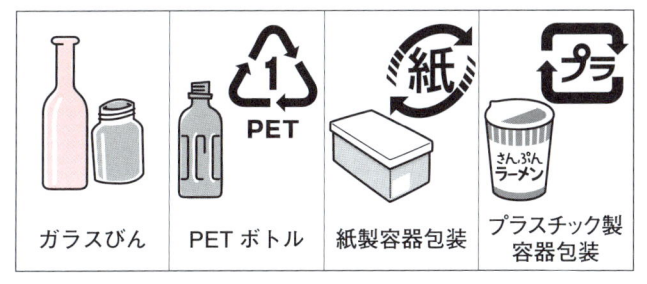

| ガラスびん | PETボトル | 紙製容器包装 | プラスチック製容器包装 |

B：事業者に再商品化（リサイクル）義務がないもの

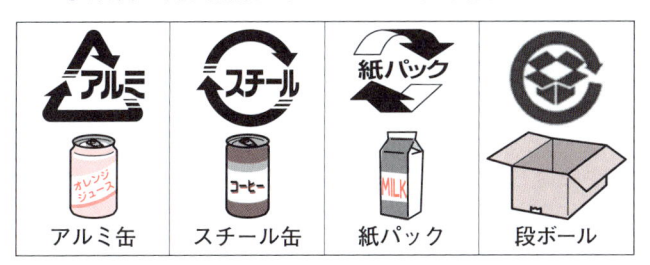

| アルミ缶 | スチール缶 | 紙パック | 段ボール |

②消費者・市町村・事業者の役割分担

　容器包装廃棄物の処理について，従来は市町村だけが全面的に責任を担ってきましたが，容リ法において

プラスワン

識別マーク

消費者がゴミを出すときの分別を容易にし，市町村による分別収集を促進するためにつけられる。

Bの4品目は，容リ法ができる以前から市町村が収集した段階で有価物として販売され，リサイクルされているため，容リ法では再商品化義務の対象とされていません（分別収集の対象にはなります）。

6章　社会生活

📖 用語

特定事業者
容リ法上，P.161のAの4品目の容器包装について再商品化義務を負う事業者のこと。

は，消費者が分別して排出し，市町村が分別収集し，事業者（特定事業者）が再商品化（リサイクル）するという，3者による役割分担が義務づけられました。この事業者には容器の製造業者だけでなく，容器包装を用いて中身の商品を販売する事業者も含まれます。

■容器包装リサイクル法の仕組み

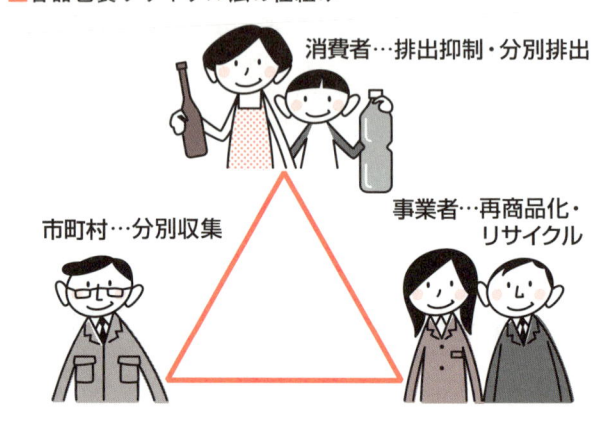

消費者…排出抑制・分別排出
市町村…分別収集
事業者…再商品化・リサイクル

(2) 食品リサイクル法

正式には「食品循環資源の再生利用等の促進に関する法律」といいます。食品廃棄物等の発生を抑制するとともに，食品循環資源の再生利用を促進することによって，環境への負荷を軽減しながら持続的な発展ができる循環型社会の構築を目指します。

①食品廃棄物等

製造・調理過程で生じる加工残(ざん)さで食用に供することができないものや，食品の流通過程または消費段階で生じる売れ残り，食べ残しなどをいいます。

②中心的な対象者＝食品関連事業者

食品関連事業者が自ら，または再生利用事業者に委託して再生利用等の目標を達成する責務を負います。

📖 用語

食品循環資源
食品廃棄物等のうち，飼料や肥料などとして有効利用されるものをいう。

Lesson 4　消費生活と環境

■食品関連事業者

食品の製造・加工業者	食品メーカーなど
食品の卸売・小売業者	スーパー，コンビニなど
飲食店ほか食事の提供を伴う事業者	レストラン，ホテル・旅館，結婚式場など

食品廃棄物等の**発生抑制**，**再生利用**および**減量**などについて，基準に従った取り組みを行うことが定められています。

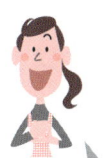

> 家庭で調理を行う者は食品関連事業者には含まれません。

(3) 家電リサイクル法

正式には「特定家庭用機器再商品化法」といいます。特定家庭用機器（いわゆる「家電4品目」）について，廃棄時に消費者自身がリサイクル費用を負担することを定めています。

プラスワン

コンポスト
生ゴミなどの有機性廃棄物を原料として堆肥などをつくる仕組み，またはそのための装置をいう。

■特定家庭用機器（家電4品目）

①エアコン　②テレビ（ブラウン管・液晶・プラズマ）
③電気冷蔵庫および電気冷凍庫
④電気洗濯機および衣類乾燥機

チェック&テスト

キーポイント	できたらチェック ☑	
循環型社会の実現に向けて	□ 1	リユースとは，廃棄物の発生抑制または減量を意味する。
	□ 2	買い物袋を持参しレジ袋を使わないこともリデュースといえる。
個別物品の特性に応じた規制	□ 3	容器包装リサイクル法は，容器包装廃棄物の処理をすべて市町村に負わせることを定めた法律である。
	□ 4	宅配便の袋は，容器包装リサイクル法の対象物に含まれない。
	□ 5	食品リサイクル法は，一般消費者が中心となって食品循環資源の再生利用等を行うことを定めている。

解　答　1.× 廃棄物の発生抑制・減量はリデュースである。リユースは再使用という意味／2.○／3.× 消費者・市町村・事業者の3者に役割分担を義務づけている／4.○「商品」ではなくサービスの提供に使われるものなので対象外とされる／5.× 一般消費者ではなく，食品関連事業者である

6章　社会生活

Lesson 5 消費生活の保護

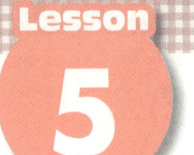

頻出度 C

消費者を狙ったさまざまな悪質商法について，その呼び名と手口を知っておきましょう。対処法ではクーリング・オフの制度が重要です。そのほか，消費者を保護する制度としてPL法を学習します。

1 悪質商法とその対策

クーリング・オフは，一定期間内であれば，理由を問わず契約を解除できる制度である。

(1) 代表的な悪質商法の手口

キャッチセールス	路上でアンケート調査などと称して近づき，喫茶店や営業所に連れ込んで契約をさせる
アポイントメントセールス	「あなたが選ばれました」などと電話やメールで呼び出し，契約をさせる
かたり商法	制服らしきものを着用し，官公署や大手メーカーから来たように勘違いさせて商品を売りつける
ネガティブオプション（送りつけ商法）	商品を勝手に送りつけ，断らなければ購入を承諾したものとみなして代金を請求してくる
SF商法（催眠商法）	会場に人を集め，買わないと損をするような雰囲気をつくり，契約させる。SFは「新製品普及会」の頭文字
内職商法	内職で収入が得られると言って勧誘し，その仕事に必要な物品などを購入させ，仕事は紹介しない
霊感商法	先祖のたたりを感じるなどと言って，印鑑やつぼなどを不当に高い金額で売りつける

プラスワン

その他の悪質商法

①マルチ商法
商品を購入させ，買い手が増えるごとに手数料が入ると言って商品の買い手を探させ，次々と人を引き込む。

②フィッシング詐欺
金融機関のwebサイトなどを装ってカードの暗証番号などを入力させ，犯罪に悪用する。

③原野商法
必ず値上がりすると偽り，ほとんど価値のない原野などの土地を不当に高い金額で売りつける。

④モニター商法
商品モニターになればモニター料がもらえると言って商品を購入させ，モニター料を支払わない。

⑤電話勧誘販売
自宅や職場に電話して資格講座などの勧誘を行い，契約を結ばせる。

(2) 悪質商法への対処
①契約の成立・不成立

　売買契約は，「売りましょう」という<u>申込み</u>の意思表示と，「買いましょう」という<u>承諾</u>の意思表示とが合致したときに成立します。売買契約が成立すると，売り主には商品を引き渡す義務が生じ，買い主には代金を支払う義務が生じます。

■契約の成立

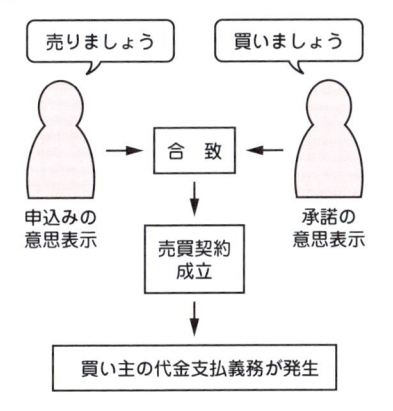

```
売りましょう          買いましょう
    ↓                    ↓
   申込みの    合致    承諾の
   意思表示  →    ←  意思表示
              ↓
           売買契約
             成立
              ↓
       買い主の代金支払義務が発生
```

　<u>ネガティブオプション</u>の場合は，勝手に商品を送りつける行為が申込みに当たるとしても，それに対して送りつけられた側が承諾の意思表示をしない限り契約は成立しません。したがって，請求書が送られてきても代金を支払う義務はありません。

②意思表示の取り消し

　権利を得るのも義務を負うのも個人の自由な意思によるべきです。そのため<u>民法</u>では，<u>詐欺</u>または<u>強迫</u>による意思表示は取り消すことができるとしています。取り消すと契約は最初からなかったことになります。

　しかし，プロの事業者が熱心に商品の説明をするので仕方なく買ってしまったなどという場合は，騙され

プラスワン

ネガティブオプションの承諾
商品を送りつけられた消費者が承諾をせず，14日間何もせず保管していれば，業者は商品の返還すら請求できなくなることが法律で定められている。

ただし，送りつけられた商品をすぐに使用したり消費したりすると承諾したものとみなされるため，注意が必要です。

たとも脅されたとも言いにくいため，詐欺や強迫を理由として取り消すことは難しいといえます。

そこで，**消費者契約法**が制定され，事業者と消費者が契約を結ぶ際，事業者に以下の行為があった場合には，契約の取り消しができることになりました。
・契約の重要事項について事実と異なることを告げる
・消費者宅や職場に長時間居座り，なかなか帰らない
・消費者をどこかに誘い出し，帰らせてくれない

③契約の解除

契約が成立しているにもかかわらず，契約当事者の一方が義務を果たさないとき（**債務不履行**），相手方は契約を**解除**することができます。しかし，悪質商法の場合，販売業者は商品を引き渡すので，債務不履行を理由として契約を解除することは困難です。

そこで，**特定商取引法**などが**クーリング・オフ**という制度を定めています。クーリング・オフとは「頭を冷やして考え直す」という意味で，この制度によって消費者は，**理由を問わず**，一定の期間内であれば契約を解除することができます。

■クーリング・オフができる期間

訪問販売 キャッチセールス，アポイントメントセールス，SF商法（催眠商法）など	8日間
電話勧誘販売	
特定継続的役務提供 エステ，語学教室，結婚相手紹介サービスなど	
連鎖販売取引 マルチ商法など	20日間
業務提供誘引販売取引 内職商法，モニター商法など	

用語

特定商取引法
訪問販売などトラブルを生じやすい取引形態を対象として，事業者を規制するルールと，消費者を保護するためのクーリング・オフ制などを定めた法律。

訪問販売
販売業者が通常の店舗以外の場所で行う販売のほか，特定の方法で誘った客を通常の店舗に同行して行う販売も含む。

クーリング・オフは，必ず書面で行います。この書面がクーリング・オフ期間中に発送されたことを明らかにするためには，内容証明郵便で送るのが確実です。内容証明郵便であれば，文書の内容や発送日が公的に証明されるからです。

解除すれば契約は最初からなかったことになり，支払っていた代金は返還されます。商品を受け取っている場合は，販売業者が費用を負担して引き取ります。さらに，工事などが行われていた場合には，元の状態に戻すよう請求することもできます。

2 不法行為と製造物責任法

製造物責任法（PL法）によれば，メーカーの過失を証明しなくても損害賠償の請求ができる。

(1) 不法行為と過失責任主義

不注意で人にけがをさせたり，他人の品物を壊したりしたときは，それによって生じた損害を賠償しなければなりません。このような行為を不法行為といい，加害者に故意（わざと）または過失（不注意）のあることが不法行為の成立要件とされています。

逆に言うと，過失がない限りは責任を負わなくてすむのです。これを過失責任主義といいます。そして，加害者に過失があったことは，原則として被害者側が証明しなければなりません。

(2) 製造物責任法（PL法）

たとえば，テレビを見ていたらそのテレビが爆発して大けがをしたという場合，製造したメーカーに賠償を求めたいけれど，専門的な知識を持たない消費者にとってメーカーの過失を証明することは非常に困難と

プラスワン

訪問販売，電話勧誘販売でクーリング・オフできないもの
・3000円未満の現金による取引
・消耗品（健康食品や化粧品など）を使ってしまった場合
・自動車の販売または自動車のリース

プラスワン

インフォームド・コンセント

「説明と同意」という意味。医療現場においては医師が十分な説明を行ったうえで患者から同意を得ることをいう。医師は患者に対して説明義務を負っており，この義務を果たさずに医療行為を行った場合は損害賠償を求められることがある。

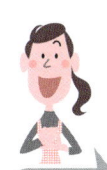

PLとは「製造物責任」という意味を表す英語のProduct Liabilityの頭文字です。

用語

欠陥
PL法にいう「欠陥」とは，製造物が通常有すべき安全性を欠いていることをいう。

いえます。そこで，製造物の欠陥によって人の生命，身体または財産に被害が生じた場合は，その製造業者が無過失であっても賠償責任を負わせるという法律ができました。それが製造物責任法（PL法）です。PL法によればメーカーの過失を証明する必要はなく，爆発したテレビに欠陥が認められれば損害賠償を請求することができます。

　対象となる「製造物」とは，製造または加工された物をいいます。そのため，加工食品である冷凍食品や缶詰，食用油などは該当しますが，未加工の生鮮食品は含まれません。責任を負う製造業者には，製造者と加工者のほか，輸入業者も含まれます。

チェック＆テスト

キーポイント			できたらチェック ✓
悪質商法とその対策	☐	1	ネガティブオプションとは，勝手に商品を送りつけて代金を請求してくる「送りつけ商法」のことをいう。
	☐	2	マルチ商法とは，会場に人を集めて，買わないと損をするような雰囲気をつくり出して契約をさせる悪質商法である。
	☐	3	クーリング・オフ制度は，消費者契約法に定められている。
	☐	4	クーリング・オフとは，一定期間内であれば，理由を問わず契約を解除できる制度である。
不法行為と製造物責任法	☐	5	製造物責任法（PL法）によれば，製造物の欠陥によって人の生命に被害が生じた場合，製造業者に過失があるときに限り賠償責任を負わすことができる。

解答 1.○／2.× マルチ商法は連鎖販売取引の一種。設問の記述はSF商法（催眠商法）である／3.× 消費者契約法ではなく，特定商取引法などに定められている／4.○／5.× 製造業者が無過失であっても賠償責任を負わせるのが製造物責任法（PL法）である

食生活アドバイザー®検定２級「速習テキスト＆問題集」

予想模擬試験

第1回 ……… p.170

第2回 ……… p.192

※解答用紙は別冊のp.31～32についています。

試験時間　90分

　食生活アドバイザー®検定試験の攻略にあたり，問題形式（六肢択一と記述）や解答形式，出題傾向を把握し，それに慣れておくことはとても重要です。また，まちがえた問題については，必ず復習し，再度チャレンジしてください。

　本模擬試験（第1回・第2回）の出題形式は，実際の試験に沿ったかたちになっています。別冊についている解答用紙を活用し，実際の試験時間内で，食生活アドバイザー®検定試験をイメージして問題を解いてみてください。

　「解答・解説編」は別冊となっています。予想模擬試験終了後，採点と弱点補強のために，ご活用ください。

[出題形式]
六肢択一によるマークシート方式および記述式

[合格基準]
全科目の合計点数の60％以上の得点を有することで合格となります。
配点は，難易度により異なります。
※本模擬試験では解答一覧のページにて解答数の把握ができます。

予想模擬試験〈第1回〉

問題1 食生活と健康に関する記述として不適当なものを選びなさい。該当するものがない場合は，6を選びなさい。
1 健康とは，肉体的，精神的，社会的に良好な状態を指し，単に疾病や虚弱が存在しないことをいうのではない。
2 栄養とは，体外から必要な物質を摂り入れてからだの成長や活動に役立っている状態をいい，栄養素とは，栄養のために体外から摂り入れる物質そのものをいう。
3 健康を維持し増進するためには，生活要素のバランスが大切であり，栄養，運動，休養の3つが健康になるための3大要素とされている。
4 食と生活についてアドバイスするとき，最も大切なことは，栄養のバランスが最優先されているかどうかである。
5 栄養価の豊富なものが常にからだによいとは限らず，過剰な摂取によって障害が出る可能性も考えられる。
6 該当なし

問題2 食物繊維に関する記述として不適当なものを選びなさい。該当するものがない場合は，6を選びなさい。
1 食物繊維は，人の消化酵素では消化できない難消化性成分である。
2 水溶性の食物繊維は，ブドウ糖やコレステロールの吸収を遅らせる効果があり，糖尿病，高血圧の予防が期待できる。
3 水に溶けない不溶性の食物繊維は，便通をよくし，便秘を防ぎ，大腸がんの予防に効果的である。
4 食物繊維のサプリメントなどによる過剰摂取は，下痢や軟便，ミネラルの吸収阻害などを起こすことがある。
5 食物繊維は，エネルギー源やからだの構成成分になることもわかってきたため，5大栄養素に次ぐ第6の栄養素とよばれている。
6 該当なし

問題3 栄養素に関する記述として不適当なものを選びなさい。該当するものがない場合は，6を選びなさい。
1 炭水化物とは糖質に食物繊維を合わせたものであり，炭水化物という名称は，炭素，水素，酸素からなる物質という意味を持つ。
2 脂質はエネルギー源となり，また，細胞膜やホルモンなどの材料となるほか，貯蔵脂肪となって体温の維持などにも役立っている。
3 水分は栄養素ではないが，成人の場合は体重の約3分の1を占め，体液の流動や消化吸収など，体内で重要な役割を果たしている。
4 たんぱく質は，臓器や筋肉などからだの構成成分になるだけでなく，エネルギーを生み出すほか，からだの調子を整える役割もする。
5 コレステロールは脂質の1つであり，その70％程度は体内（主に肝臓）で合成されている。
6 該当なし

問題4 ビタミンに関する記述として適当なものを選びなさい。該当するものがない場合は，6を選びなさい。
1 ビタミンは「微量栄養素」といわれ，生きていくうえで必要不可欠なものではないが，不足すると欠乏症が現れる。
2 人間の体内ではビタミンを合成できない（または合成されても十分な量でない）ため，食物から摂取する必要がある。
3 油脂に溶けやすい脂溶性ビタミンには，ビタミンA，ビタミンC，ビタミンE，ビタミンKなどがある。
4 ビタミンBは脂溶性ビタミンであり，ナイアシン，パントテン酸，ビオチン，葉酸などと合わせて「ビタミンB群」と総称される。
5 ビタミン摂取不足の場合は，ビタミン剤などのサプリメントで補助すればよく，過剰摂取しても問題はないとされている。
6 該当なし

問題5 ミネラルに関する記述として不適当なものを選びなさい。該当するものがない場合は，6を選びなさい。

1 からだを構成する元素のうち，炭素，水素，酸素，窒素以外の元素を総称して，ミネラル（無機質）という。
2 ミネラルは微量で作用するが，人間の体内では合成できないため，食物から摂取する必要がある。
3 ミネラルは，ビタミンと同様，からだの構成成分にはならない。
4 現代の日本人は，カルシウム不足が指摘されている。
5 ミネラルは，欠乏症による影響だけでなく，過剰症による健康障害もあるため，サプリメントの使用には注意が必要である。
6 該当なし

問題6 肥満に関する記述として不適当なものを選びなさい。該当するものがない場合は，6を選びなさい。

1 摂取エネルギーが消費エネルギーを上回り，その結果，体内に蓄積された脂肪が肥満の原因となる。
2 見た目は痩せていても，体脂肪率が高ければ肥満に分類される。
3 BMIは，「体重（kg）÷身長（m）÷身長（m）」で求められる。
4 肥満のうち，内臓脂肪型のほうが皮下脂肪型よりも脂肪を落としやすいとされている。
5 最も有効なダイエットは，食事の量を減らすことである。
6 該当なし

問題7 運動後の疲労回復に関する記述として不適当なものを選びなさい。該当するものがない場合は，6を選びなさい。

1 横になり，できる限りからだを動かさないでいることが，筋肉疲労を取り除く最も早い手段である。
2 運動後の温浴は，循環器の機能を高め，疲労回復の促進に役立つ。
3 ビタミン類のほか，カルシウムや鉄分，塩分などを摂取するとよい。
4 運動後に整理運動をすることは，疲労回復を促進するために有効である。
5 ストレッチングを行うと，筋肉にたまった乳酸の除去を早め，疲れを取る効果がある。
6 該当なし

問題8 日本料理の特徴に関する記述として不適当なものを選びなさい。該当するものがない場合は，6を選びなさい。
1　味付けは，食材本来の味を活かして，淡白に仕上げられる。
2　目で楽しみ味わう料理ともいわれ，食材の色やかたち，盛りつけに工夫が凝らされる。
3　見て楽しむという日本料理は，平面的な盛りつけ方を基本とする。
4　四季を織り込み，焼物・漆器・ガラス・竹細工などの「器」に，旬のもの，山の幸・海の幸を調和させながら盛りつける。
5　季節の食材が出始めるころを「旬の走り」といい，出回りの最盛期を「旬の盛り」，最盛期を過ぎたころの食材を「旬の名残」とよぶ。
6　該当なし

問題9 食べ物の味に関する記述として適当なものを選びなさい。該当するものがない場合は，6を選びなさい。
1　食べ物の味は，「甘味・酸味・苦味・うま味・渋味」の5つの基本味によって構成されている。
2　数種の味が複合すると，常に互いの味を相殺し合うことになる。
3　先に口にした味の影響で，あとに食べるものの味が異なって感じられることを「抑制効果」という。
4　スイカに食塩をかけると甘みが増すように，別の味が加わることで一方の味が強められることを「対比効果」という。
5　コーヒーに砂糖を入れると苦みが弱まるというのは，「相乗効果」の一例である。
6　該当なし

問題10 調理用語に関する記述として不適当なものを選びなさい。該当するものがない場合は，6を選びなさい。

1 鍋を二重にして，外側の鍋に湯を入れ，内側の小さめの鍋（またはボウル）に材料を入れて温めることを「湯がく」という。
2 煮崩れを防ぐ目的で，だいこんやかぼちゃなどの角を落とすことを「面とり」という。
3 酒やみりんを鍋で沸騰させ，アルコール分を抜くことを「煮切る」という。
4 トマトなどの材料の皮をむきやすくするために，熱湯をかけたり，熱湯にくぐらせたりしたあと，すぐに冷水で冷やして皮をむく方法を「湯むき」という。
5 「ささがき」とは，ごぼうなどを，鉛筆を削るように回しながら，薄く切ることをいう。
6 該当なし

問題11 西洋料理の食事のマナーに関する記述として不適当なものを選びなさい。該当するものがない場合は，6を選びなさい。

1 着席してナプキンを取るタイミングは，ホストと同席であればホストがナプキンを取ったあと，同席でない場合には料理が運ばれてくる直前に取るようにする。
2 立食パーティーでは，会場の入り口，飲み物を提供している場所，料理テーブルの前では，長い時間立ち止まらないようにする。
3 食事中に中座するとき，西洋料理の場合は，ナイフとフォークを皿の上に「ハの字」のかたちにして置いておく。
4 ナイフなどを床に落としても，自分で拾わず，係りの人に合図して交換してもらう。
5 食事中にたばこを吸う場合は，周囲に注意を払い，食後のコーヒーや紅茶が運ばれてくる間に吸うようにする。
6 該当なし

問題12 次の節句や年中行事とその代表的な料理の組み合わせとして不適当なものを選びなさい。該当するものがない場合は，6を選びなさい。

1　人日 …………… 七草がゆ
2　節分 …………… 煎り大豆，恵方巻き
3　上巳 …………… 散らしずし，ハマグリの吸い物
4　秋のお彼岸 …… おはぎ，精進料理
5　冬至 …………… かぼちゃ，こんにゃく
6　該当なし

問題13 「ものの数え方」として不適当なものを選びなさい。該当するものがない場合は，6を選びなさい。

1　たらこ ……………… 一腹
2　イカ ………………… 一丁
3　にぎりずし ………… 一貫
4　客用のご飯茶碗 …… 一客
5　箸 …………………… 一膳
6　該当なし

問題14 箸使いのタブーである「寄せ箸」に関する記述として適当なものを選びなさい。該当するものがない場合は，6を選びなさい。

1　器の中の料理を箸でかき混ぜて，中身を確認すること
2　いったん箸をつけながら，結局食べずに箸を引いてしまうこと
3　器の縁に口をつけ，料理を箸で口の中にかき込むこと
4　箸の先から汁をポタポタたらすこと
5　箸についた食べ物をなめて取ること
6　該当なし

問題15 加工食品の表示に関する記述として適当なものを選びなさい。該当するものがない場合は，6を選びなさい。

1 加工食品であれば，容器に入れられているか，または包装されているかに関係なく，加工食品の食品表示基準が適用される。
2 スーパーの総菜など，店舗のバックヤードで製造加工されたものであっても，容器に入れて販売する場合は，食品表示が必要である。
3 宅配ピザや寿司の出前といったデリバリー形態の場合も，食品表示をしなければならない。
4 別の場所で製造された加工食品を仕入れ，それを小売りする場合には食品表示が必要である。
5 別の場所で製造された加工食品を仕入れ，それを調理してその場で飲食させる場合でも，食品表示をしなければならない。
6 該当なし

問題16 冷凍食品の特性に関する記述として不適当なものを選びなさい。該当するものがない場合は，6を選びなさい。

1 急速冷凍なので，食品組織の破損が少なく，解凍すればほぼ元の状態に戻る。
2 低温管理することで微生物の活動を抑えることができ，食中毒等の防止につながる。
3 業界の自主基準では－18℃以下で食品管理することとされており，保存料を使わなくても，1年間は品質を保つことができる。
4 下処理が施されているため，不要な部分がほとんどなく，家庭からの生ゴミの排出量が少なくて済む。
5 すでに下ごしらえされているので，調理時間を短縮することができる。
6 該当なし

問題17 牛乳に関する記述として不適当なものを選びなさい。該当するものがない場合は，6を選びなさい。
1 「牛乳」と表示されているものは，原料が生乳100％である。
2 生乳にバターや脱脂粉乳などの乳製品と水分を添加し，成分を調整したものは「加工乳」という。
3 生乳や乳製品を主原料として，果汁やコーヒーなどで風味をつけたもの，あるいはカルシウムやビタミンなどを加えたものは「乳飲料」という。
4 「成分調整牛乳」とは，生乳から乳脂肪分など成分の一部を除去したものをいう。
5 飲用乳の容器やキャップにつけられている「公正マーク」は，生乳100％で生産されたものであることを証明するものである。
6 該当なし

問題18 水産物の食品表示に関する記述として不適当なものを選びなさい。該当するものがない場合は，6を選びなさい。
1 北太平洋で漁獲され，焼津港（静岡県）に水揚げされた場合には，原産地として「北太平洋」と表示する。
2 広範囲に回遊する魚種でも，原産地として漁獲した水域名を表示することは可能であり，「太平洋」などという表示であってもよい。
3 輸入後に「砂抜き」を行った貝類は，その「砂抜き」を行った場所の属する都道府県名を原産地として表示する。
4 養殖ものには必ず「養殖」と表示しなければならず，また，原産地として，主な養殖場が属する都道府県名を表示する必要がある。
5 単品の魚の刺し身に「つま」が添えられていても，主たる商品である魚について名称と原産地の表示があればよく，添え物についての表示は必要ない。
6 該当なし

問題19 次の食品のうち，食品表示上，加工食品扱いになるものとして不適当なものを選びなさい。該当するものがない場合は，6を選びなさい。

1　本マグロの赤身とトロの盛り合わせ
2　地鶏肉と有機野菜入りの鍋物セット
3　アジの開きの天日干し
4　霜降り牛肉のタタキ
5　茹でて赤色になったエビ
6　該当なし

問題20 次の食品のうち，食肉の食品表示として不適当なものを選びなさい。該当するものがない場合は，6を選びなさい。

1　国産　豚もも肉
2　鹿児島和牛　カルビ焼き用（国産）
3　黒毛和牛　ステーキ用（宮崎県産）
4　オーストラリア産　牛肩ロース
5　近江牛　切り落とし
6　該当なし

問題21 食品表示基準では，アレルゲンを含む一定の原材料についてアレルギー表示を行うことを定めている。次のうち，アレルギー表示が義務づけられている特定原材料の組み合わせとして適当なものを選びなさい。該当するものがない場合は，6を選びなさい。

1　大豆・クルミ
2　サケ・サバ
3　ゼラチン・バナナ
4　エビ・カニ
5　イクラ・イカ
6　該当なし

問題22 食中毒に関する記述として不適当なものを選びなさい。該当するものがない場合は，6を選びなさい。

1　食中毒の一般的な症状は，おう吐・腹痛・下痢などであるが，頬や目の下がピクピクする，力が入らない，声が出ないといった神経系の症状が出る場合もある。
2　食中毒は，その原因物質によって，細菌やウイルスなどの微生物によるもの，自然毒によるもの，化学物質によるもの，その他のものに区分することができる。
3　細菌は，栄養素・湿度・温度を中心に，一定の条件や環境が整えば爆発的に増殖する。
4　原因物質の判明した食中毒を検証してみると，その多くが細菌性またはウイルス性のものであることがわかる。
5　ノロウイルスは，夏季を中心に，年間を通じて発生が確認されているが，食品を介さず感染するということはない。
6　該当なし

問題23 食中毒の予防に関する記述として不適当なものを選びなさい。該当するものがない場合は，6を選びなさい。

1　細菌を「つけない」「増やさない」「殺す」の３つは，食中毒予防の３原則とされ，それぞれ「清潔」「迅速・冷却」「加熱・消毒」と言い換えることもできる。
2　食品中の細菌を増殖を抑えるためには，一定の温度以下で保存する方法が有効である。
3　低温保存では，冷蔵あるいは冷凍であっても細菌が死滅することはほとんどないが，加熱処理を行った場合はすべての細菌が死滅する。
4　微生物が増殖したり毒素を産生したりしても，食品の臭いや外見，味などは普通と変わらないことがあるため，注意が必要である。
5　食品製造工場や調理場，食品倉庫，食品売り場などで食中毒事故を予防するための「５Ｓ活動」とは，整理・整頓・清掃・清潔・躾の５つをいう。
6　該当なし

問題24 食中毒菌である「O157」に関する記述として不適当なものを選びなさい。該当するものがない場合は，6を選びなさい。
1 「O157」とは，O抗原（細胞壁由来）として157番目に発見されたものという意味である。
2 「ベロ毒素」を産生する腸管出血性大腸菌の一種である。
3 感染経路は，咳やくしゃみによる飛沫感染であり，感染力が非常に強く，集団食中毒を起こしやすいという特徴がある。
4 症状が重くなると，尿毒症や意識障害を引き起こし，短期間で死に至る場合もある。
5 腸炎ビブリオやサルモネラ属菌と同様，加熱によって死滅するため，通常の食中毒対策を確実に実施すれば，予防が可能とされている。
6 該当なし

問題25 次のうち，生体内毒素型に分類される細菌性食中毒菌として適当なものを選びなさい。該当するものがない場合は，6を選びなさい。
1 腸炎ビブリオ
2 カンピロバクター
3 サルモネラ属菌
4 黄色ブドウ球菌
5 ウエルシュ菌
6 該当なし

問題26 「滅菌」に関する記述として適当なものを選びなさい。該当するものがない場合は，6を選びなさい。
1　あらゆる微生物を死滅させて，完全な無菌状態にすること
2　有害な微生物のみを死滅または減少させて，感染の危険性を除いた状態にすること
3　微生物を，物理的な方法によって取り除くこと
4　微生物の発生・生育・増殖を阻止したり，抑制したりすること
5　低温貯蔵や塩蔵などによって，微生物の増殖を阻止・抑制すること
6　該当なし

問題27 食品の変質に関する記述として不適当なものを選びなさい。該当するものがない場合は，6を選びなさい。
1　食品中の炭水化物や脂肪が，微生物の作用によって酵素分解され，劣化する現象を「変敗」という。
2　変敗のうち，熱や光の作用によって空気中の酸素と反応して酸化，あるいは分解される現象を「酸敗」という。
3　食品の成分である有機物質が，微生物の働きで分解され，悪臭や有害な物質を生じ，食用に適さなくなった状態を「腐敗」という。
4　微生物が食品成分を分解して起こる現象のうち，たんぱく質が分解される場合を「腐敗」，糖類が分解される場合を「発酵」とよぶ。
5　リンゴの皮をむいて放置しておくと表面が褐色に変化するが，このような現象を「褐変」とよぶ。
6　該当なし

問題28 遺伝子組み換え食品に関する記述として不適当なものを選びなさい。該当するものがない場合は，6を選びなさい。

1 遺伝子組み換え技術は，農産物を除草剤に対して枯れにくくしたり，害虫に食われにくくしたり，日持ちをよくしたりすることなどを目的として開発された。
2 除草剤に対して耐性を持たせることによって，その作物以外の雑草だけを効果的に駆除できるようになるため，農薬散布の回数を減らせるといったメリットが生まれる。
3 低温や乾燥などの不良環境でも生育できる農産物の開発によって，食料問題の解決に貢献することが期待できる。
4 遺伝子組み換え食品を摂取した場合，その遺伝子が消化・吸収されることにより，遺伝子情報が体内に伝わってしまう可能性がある。
5 「特定の害虫を殺すとされている農産物が，益虫などほかの生物をも殺してしまうのではないか」といった，生態系への悪影響を懸念する声が，一般に根強く残っている。
6 該当なし

問題29 流通に関する記述として不適当なものを選びなさい。該当するものがない場合は，6を選びなさい。

1 流通とは，商品が生産者から消費者にわたるまでの，輸送や保管，商取引など，一連の経済活動のことをいう。
2 生産者と消費者の中間にあって，商取引活動などを行う卸売業者と小売業者を総称して「流通業者」といい，輸送業者や倉庫業者のことを「物流業者」とよぶことがある。
3 生産者と小売業者の間に複数の卸売業者が介在する場合，小売業者に近いほうから一次卸，二次卸とよぶ。
4 生産者が直接消費者に販売する場合を「直接流通」といい，生産者と消費者との間に卸売業者や小売業者が存在する場合を「間接流通」という。
5 流通における最終購買者には，一般消費者（家計消費者）のほか，飲食業者やホテルなどの業務用購買者，再生産のために原材料を調達する製造業者などが含まれる。
6 該当なし

問題30 閉鎖的であるとして消費者や外国企業から見直しが迫られている日本的商慣行に関する記述として不適当なものを選びなさい。該当するものがない場合は，6を選びなさい。

1 一店一帳合制とは，メーカーが卸売業者に対し小売業者を指定したり，小売業者に特定の卸売業者以外と取引させないようにしたりすることをいう。
2 派遣店員制度とは，商品の出荷や仕分けを手伝うために，小売店の店員がメーカーに派遣社員として出向させられる制度をいう。
3 リベートとは，メーカーが，自社商品の売上高に応じて，卸売業者や小売業者に正当な売買差益以外に支払う謝礼金のことをいう。
4 販売協力金とは，小売業者がメーカー等に対し，売り場の改装費や広告にかかった費用などを，イベント料，宣伝費などの名目で要求することをいう。
5 抱き合わせ販売とは，売れ筋商品に売れない商品を添付し，両方の商品を買わない限り販売しないことをいう。
6 該当なし

問題31 近年の食マーケットに関する記述として不適当なものを選びなさい。該当するものがない場合は，6を選びなさい。

1 価格の決定権が従来は小売店側にあったものが，メーカー側主導へと変化しており，これは「消費者起点流通」のマーケットトレンドに対応した変化であるといえる。
2 ライフスタイルの変化に伴い，八百屋，魚屋といった「業種」よりも，「どんな売り方をするか」という「業態」が重視されるようになっている。
3 農産物・畜産物・水産物においてもブランド化が進み，たとえば，南魚沼産コシヒカリ，大間マグロなどように，差別化の傾向がみられるようになった。
4 スーパーマーケットはここ数年，出店コストの増加や価格競争などにより，経営環境が厳しい状態になっているところが増えている。
5 コンビニエンスストア業界では，出店が飽和状態になりつつあり，チェーン店同士の淘汰や再編成などが行われているところもある。
6 該当なし

問題32 チェーンストアに関する記述として不適当なものを選びなさい。該当するものがない場合は，6を選びなさい。

1　大手スーパーマーケットなど，単一の資本によって多店舗展開しているチェーン店を，レギュラーチェーンという。
2　ボランタリーチェーンとは，食料品，日用品，衣料品など，業種や業態の異なる企業が合流し，大手の百貨店やスーパーマーケットなどに対抗しようとするチェーン店のことをいう。
3　ボランタリーチェーンの加盟店は，自らがチェーン本部に参画し，経営の中心となることを可能とする。
4　フランチャイズチェーンでは，本部と加盟店をそれぞれフランチャイザー，フランチャイジーとよび，加盟店は本部に対して，加盟料や経営指導料などを支払う。
5　日本のコンビニエンスストアの多くは，いずれかのフランチャイズチェーンに加盟しているといってよい。
6　該当なし

問題33 次の流通用語に関する記述のうち不適当なものを選びなさい。該当するものがない場合は，6を選びなさい。

1　売り値を表示したプライスカードやシールなどを商品につける作業を「値入れ」という。
2　商品を発注してから納品されるまでに要する時間を「リードタイム」という。
3　「機会損失（チャンスロス）」とは，品切れや欠品がなければ得られていたはずの売上げや利益を失うことをいう。
4　商品の鮮度維持と回転率を高めるため，先に入荷した商品から先に売れるように陳列する方法を「先入先出」という。
5　「エンド」とは，商品陳列棚の両端に位置する，顧客の目にとまりやすい場所のことをいう。
6　該当なし

問題34 物流に関する記述として不適当なものを選びなさい。該当するものがない場合は、6を選びなさい。

1　ロジスティックスとは、輸送だけでなく、在庫計画、保管・包装・荷役等の業務も含め、企業経営における物資の移動について体系的にとらえ、効率的な運営を目指そうとする戦略的な技法である。
2　情報技術の進歩により、消費者が購買した段階で販売データの集計が可能となり、在庫管理や商品政策においてそのデータを活かすことができるようになった。
3　物流は、交通渋滞を招いたり、排気ガスによって大気汚染を悪化させたりするなど、環境問題にかかわる課題を抱えている。
4　SCM（サプライチェーンマネジメント）とは、原材料調達から最終消費者に商品が至るまでの供給連鎖の全体を、自社だけでなく仕入先や取引先をも含めてコントロールすることをいう。
5　近年、大手小売業界では、物流頻度を少なくして配送費や人件費を抑える「大量一括物流」が主流となっている。
6　該当なし

問題35 飲食業マネジメントに関する記述として適当なものを選びなさい。該当するものがない場合は、6を選びなさい。

1　「地域一番店」とは、ある商圏内において、最も古くから創業している飲食店のことをいう。
2　「アイドルタイム」とは、1日のうちで最も来客数が多く、人気のある時間帯のことをいう。
3　「カフェテリア」とは、持ち帰り用の洋風総菜やサンドイッチなどを販売する飲食店のことをいう。
4　メニューメイキングにおける「ABC分析」とは、各商品を売上などの割合でランクづけする方法であり、割合の高い順にA・B・Cの3つのグループに分け、Cグループをメニュー変更の対象とする。
5　飲食業マネジメントのポイントとされる「QSC」とは、品ぞろえ・価格・清潔の3つの頭文字をとったものである。
6　該当なし

問題36 インフレとデフレに関する記述として適当なものを選びなさい。該当するものがない場合は，6を選びなさい。

1 消費者の購買力が低下し，買い控えをすることがインフレの最大の要因となる。
2 海外から安い商品が国内に流入し，これに対抗して国産品の価格を下げることによって，インフレの進行に拍車がかかることがある。
3 景気が停滞している状況下で，同時にインフレが起こる現象のことを「デフレスパイラル」という。
4 デフレによって，企業は売上高が減少するため，とくに低収益体質の企業にとっては大きな打撃となる。
5 モノやサービスの価格が継続的に下落すると，一部の企業では経営が圧迫されるものの，消費者としては長期的なデフレが望まれる。
6 該当なし

問題37 日本の食料自給率に関する記述として不適当なものを選びなさい。該当するものがない場合は，6を選びなさい。

1 食料の消費が，国内生産でどの程度まかなえているかを示す指標を食料自給率といい，一般に3種類の方法で算出されている。
2 「カロリーベース自給率」は，食料に含まれる熱量を用いて計算した自給率であり，野菜や果物などの生産が的確に反映できるという特徴がある。
3 「生産額ベース自給率」は，食品の価格を用いて計算した食料自給率である。
4 「重量ベース自給率」とは，食料の重さを用いて計算した自給率であり，品目別の自給率はこれによって算出されている。
5 日本で供給される食料の生産から最終消費に至るまでの総量を明らかにしたものが「食料需給表」であり，食料自給率算出の基礎となっている。
6 該当なし

問題38 外国為替に関する記述として適当なものを選びなさい。該当するものがない場合は，6を選びなさい。
1 ドルを円に換える動きが活発化すると，円売り・ドル買いが進む。
2 1ドル＝99円から1円だけ円高が進むと，1ドル＝100円になる。
3 円安が進むと，輸出業者は利益が減ってしまう。
4 円高のとき，一般的には輸入食品の商品価格は上がる。
5 国内の「産業の空洞化」は一般に，強い円安のときに起こりやすい。
6 該当なし

問題39 食生活に関連する法律に関する記述として不適当なものを選びなさい。該当するものがない場合は，6を選びなさい。
1 「食品安全基本法」は，食品の安全性確保に関する施策を総合的に推進するための法律であり，基本理念や施策策定の基本方針を定めるほか，国・地方公共団体・食品関連事業者の責務，消費者の役割などについて規定している。
2 「食育基本法」は，食品の安全性確保のために公衆衛生の見地から必要な規制を行うことにより，飲食によって起こる危害の発生を防止する法律である。
3 「JAS法」は，飲食料品や農林物資が一定の品質または特別な生産方法で作られていることなどを保証する規格制度を定め，この規格を制定し普及させることによって，品質の改善，生産の合理化，取引の単純公正化などを図っている。
4 「景品表示法」は，不当な景品類や表示による顧客の誘引を防止するため，一般消費者による自主的で合理的な選択を阻害するおそれのある行為を規制するための法律である。
5 「食品リサイクル法」は，食品循環資源の再生利用，熱回収および食品廃棄物等の発生の抑制，減量に関して基本的な事項を定めるとともに，食品関連事業者による食品循環資源の再生利用を促進するための措置について定めた法律である。
6 該当なし

問題40 リユースに関する記述として適当なものを選びなさい。該当するものがない場合は，6を選びなさい
1　ペットボトルを細かく砕いて繊維製品の原材料とするなど，廃棄物を資源として再生利用することをいう。
2　壊れたものを修理して長く使う，買い物袋を持参してレジ袋を使わないようにするなど，廃棄物の発生を抑制することをいう。
3　メーカーに回収されて何度も使われるリターナブルびんのように，使用済み製品を原型のまま繰り返し使用することをいう。
4　環境と共存しながら，健康的で無理のない生活を追求するライフスタイルのことをいう。
5　生ゴミなどの有機性廃棄物を原料として堆肥などをつくること，またはそのための装置をいう。
6　該当なし

問題41 容器包装リサイクル法に関する記述として不適当なものを選びなさい。該当するものがない場合は，6を選びなさい
1　容器包装廃棄物のリサイクルシステムの構築を目的として制定された法律である。
2　手紙やダイレクトメールを入れた封筒，音楽用CDのプラスチックケースなど，すべての容器および包装が対象となる。
3　消費者は分別排出，市町村は分別収集，そして事業者は再商品化というように，3者による役割分担を義務づけている。
4　事業者には，容器の製造業者だけでなく，容器包装を用いて中身の商品を販売する事業者も含まれる。
5　アルミ缶，スチール缶，紙パック，段ボールについては，分別収集の対象にはなるが，再商品化義務の対象とはされていない。
6　該当なし

問題42 悪質商法に関する記述として適当なものを選びなさい。該当するものがない場合は，6を選びなさい。

1　路上でアンケート調査などと称して近づき，喫茶店や営業所に連れ込んで契約をさせる手口を「アポイントメントセールス」という。
2　制服らしきものを着用し，官公署や大手メーカーなどから来たように勘違いさせて商品を売りつける手口を「SF商法」という。
3　商品を購入させ，買い手が増えるごとに手数料が入ると言って商品の買い手を探させ，次々と人を引き込む手口を「かたり商法」という。
4　会場に人を集め，買わないと損をするような雰囲気をつくり，契約をさせる手口を「マルチ商法」という。
5　商品を勝手に送りつけ，断らなければ購入を承諾したものとみなして代金を請求するという手口を「ネガティブオプション」という。
6　該当なし

記述問題

A たんぱく質を構成する物質のうち、バリン、ロイシン、イソロイシンなど、人間の体内で合成することができないため、食物から摂取しなければならないものを何というか。

B 「痛風」を引き起こす高尿酸血症は、遺伝や肥満のほか、ある物質を多く含んだ食事が関与しているといわれる。尿酸の原料となるこの物質を何というか。

C 「身土不二」や「土産土法」の考え方とも結びつく、「地域で生産されたものはその地域で消費する」ことを意味する四字熟語を何というか。漢字4文字で答えなさい。

D 長寿の祝い（賀寿）のうち、数え年88歳のお祝いを何というか。漢字2文字で答えなさい。

E 食品について健康の維持増進に役立つという機能性を表示できる制度の1つであり、国の審査および消費者庁長官の許可によって、「おなかの調子を整えるのに役立つ」「コレステロールの吸収を抑える」などといった表示ができる食品のことを何というか。漢字で答えなさい。

F 加工食品には「原材料名」の表示が義務づけられているが、この中には、たとえば「煮物」のように、それ自体が2種類以上の原材料からできているものもある。この「煮物」のような原材料のことを何というか。漢字で答えなさい。

G フグ毒の主成分である毒素は何というか。毒素名をカタカナで答えなさい。

H 次の特徴を持つ食中毒菌を何というか。
● 毒素型の細菌性食中毒菌であり、おう吐型と下痢型に分けられる
● 芽胞を形成するため、加熱や乾燥に強い抵抗性を示す

I　1990年代，アメリカのスーパーマーケット業界が外食産業に対抗するために打ち出したマーケティング戦略であり，食に関するあらゆる問題点について解決策を提案していく手法を何というか。カタカナで答えなさい。

J　原材料の調達から商品の輸配送，廃棄，リサイクルまでをトータルに考える，環境問題に配慮した物流のことを何というか。カタカナで答えなさい。

K　次の数値条件を基にした粗利益率（％）を求めなさい。
　　＊「％（パーセント）」まで解答すること
● 売上高　　　　100,000円
● 仕入高　　　　40,000円
● 販売管理費　　8,000円
● 営業外費用　　5,000円

L　法律や社会のルールを守って企業活動を行う「法令遵守」を意味し，食品の偽装表示事件などが相次ぐなかで，その重要性が再認識された語句を何というか。カタカナで答えなさい。

M　あらかじめ商品の価格に容器代を上乗せしておき，消費者が容器を店舗などに返却した時点で，その容器代を返却するというシステムのことを何というか。「○○制」の○○に入る語句をカタカナで答えなさい。

予想模擬試験〈第2回〉

問題1 たんぱく質と糖質に関する記述として不適当なものを選びなさい。該当するものがない場合は，6を選びなさい。

1　たんぱく質は，炭素，水素，酸素のほかに，窒素を平均で16％含んでいることが特徴といえる。
2　ブドウ糖（グルコース）と果糖（フルクトース）は，糖質の種類としては少糖類（オリゴ糖）に分類される。
3　たんぱく質は，肉類，魚類，乳製品などの動物性食品のみならず，豆類，大豆加工品などの植物性食品にも多く含まれている。
4　糖質はエネルギー源として即効性があり，体内で1g当たり4kcalのエネルギーを生み出す。
5　たんぱく質は，筋肉，内臓，皮膚，つめ，毛髪，血液，ホルモンなどの構成成分となる。
6　該当なし

問題2 脂質に関する記述として不適当なものを選びなさい。該当するものがない場合は，6を選びなさい。

1　3大栄養素の中では最も高い，1g当たり9kcalのエネルギーを生み出す。
2　脂質を構成する脂肪酸は，飽和脂肪酸と不飽和脂肪酸に分類され，前者は動物性の脂，後者は植物性の油に多く含まれている。
3　脂質の1つであるコレステロールは，動脈硬化を招くばかりか，心筋梗塞や脳卒中を引き起こす弊害があり，生命や健康の維持にとって果たす役割はほとんどないといえる。
4　肝臓から送り出すコレステロール（LDL）が，肝臓へ戻ってくるコレステロール（HDL）より多くなると，動脈硬化の原因となる。
5　不飽和脂肪酸であるDHA（ドコサヘキサエン酸）は，青背魚に多く含まれ，血液をサラサラにし，動脈硬化の予防が期待できる。
6　該当なし

問題3 ビタミンに関する記述として不適当なものを選びなさい。該当するものがない場合は，6を選びなさい。
1 ビタミンB群およびビタミンCは水溶性ビタミンであり，必要な量以外は尿と一緒に体外に排せつされる特性がある。
2 ビタミンCは，新鮮な果実や緑黄色野菜に多く含まれ，コラーゲンの生成を助け，血管を丈夫にしたり皮膚のハリを保ったりする。
3 ビタミンKには血液を凝固させる作用があり，欠乏すると，出血が止まりにくくなるという特性がある。
4 ビタミンAは，レバーや緑黄色野菜などに多く含まれ，発育を促進したり，視力や目の角膜を正常に保ったりする。
5 ビタミンDは，「若返りビタミン」といわれるように，がんや老化を防ぐ作用が期待できる。
6 該当なし

問題4 ミネラルに関する記述として不適当なものを選びなさい。該当するものがない場合は，6を選びなさい。
1 ナトリウムは，細胞の浸透圧を維持するなど重要な働きをするが，過剰摂取は高血圧を招き，腎臓障害を引き起こすこともある。
2 日本人は鉄が不足しがちであり，鉄分の欠乏によって貧血を起こしやすい。
3 リンは，加工食品に含まれる食品添加物に使用されていることが多いため，現代人の食生活では過剰摂取気味であるといわれている。
4 カルシウムには，血圧を正常に保つ，筋肉の働きをよくする，腎臓の老廃物の排せつを促すといった特性がある。
5 亜鉛はコラーゲンの合成に関わるほか，味覚や嗅覚を正常に保つ作用があり，亜鉛が欠乏すると味覚神経への伝達が停滞し，味覚異常を引き起こすことがある。
6 該当なし

問題5 消化に関する記述として不適当なものを選びなさい。該当するものがない場合は，6を選びなさい。

1 栄養素を体内に吸収しやすくするため，細かく分解する働きを消化という。
2 消化には，機械的消化，化学的消化，生物学的消化の3つがある。
3 咀嚼とは口に入れて噛み砕くことをいい，機械的消化に含まれる。
4 唾液は，デンプンを分解する消化酵素アミラーゼを含んでいる。
5 消化された栄養素は，ほとんどが小腸で吸収される。
6 該当なし

問題6 運動に関する記述として不適当なものを選びなさい。該当するものがない場合は，6を選びなさい。

1 運動には，ストレスを発散させ，免疫力を高める効果がある。
2 一般に運動の効果は，運動後72時間しかもたないため，いったん効果が失われると，0（ゼロ）からの出発であるといわれている。
3 無酸素性運動では，糖質を分解してエネルギーを生み出す。
4 有酸素性運動では，体脂肪を燃焼することでエネルギーを生み出す。
5 有酸素性運動の例として，ウォーキングやウエイトトレーニングなどが挙げられる。
6 該当なし

問題7 糖尿病に関する記述として適当なものを選びなさい。該当するものがない場合は，6を選びなさい。

1 網膜症，腎症，神経障害は，糖尿病の3大合併症とされている。
2 血糖値を上げるインスリンというホルモンの作用が，糖尿病の主な原因である。
3 かつては成人病とよばれていた病気であり，現在も子どもの発症例はほとんど確認されていない。
4 初期段階から自覚症状の出る病気であるが，治療法は食事療法しかない。
5 糖尿病の予防法としては，普段から糖質の摂取量をできる限り制限することが重要である。
6 該当なし

問題8 西洋料理に関する記述として不適当なものを選びなさい。該当するものがない場合は，6を選びなさい。

1 主食・副食という区別がなく，牛・豚・鶏などの肉類やその加工品を中心とした料理が多い。
2 香辛料，チーズ，ワインが多く用いられ，種類の豊富なソースによる味付けを特徴とする。
3 季節感を大切にし，「目で楽しむ料理」といわれるほど，食材の色や盛り付け方，食器などが重要視される。
4 パエリヤはスペイン，ザワークラウトはドイツ，ボルシチはロシアの代表的料理である。
5 イタリアの北部では生クリーム，南部ではオリーブやトマトを用いた料理が多い。
6 該当なし

問題9 懐石料理に関する記述として適当なものを選びなさい。該当するものがない場合は，6を選びなさい。

1 江戸～明治時代，お酒を楽しむ宴会向けの料理として普及した料理である。
2 殺生を禁じる仏教の教えに基づき，肉や魚を使わず，野菜や豆類を中心としてつくられる料理のことをいい，現在も仏事の席で出されることが多い。
3 日本料理の正式な膳立てである「本膳料理」が略式化されたものをいう。
4 本来は，茶の湯の席で，お茶を飲む前に出される簡素な食事のことをいう。
5 長崎に伝わる中国の様式を取り入れた料理で，大皿に盛りつけた料理を取り分けて食べる。
6 該当なし

問題10 おいしさに影響を与える条件に関する記述として不適当なものを選びなさい。該当するものがない場合は，6を選びなさい。

1　テクスチャー（触覚）を除いて，味覚，嗅覚，視覚，聴覚といった感覚は，すべておいしさに影響を与える。
2　年齢，健康状態，空腹度といった生理的な条件は，おいしさに影響を与える。
3　食卓，食器，部屋の照明，BGMその他，食事をする場の雰囲気もおいしさに影響を与える。
4　幼い頃から好きで食べ慣れているものはおいしく感じ，嫌いなもの，食べ慣れないものには抵抗を感じるというように，過去の食体験もおいしさに影響を与えている。
5　喜怒哀楽の感情や緊張状態，だれと食事をしているかなどといった心理的な状態もおいしさに影響する。
6　該当なし

問題11 食事のマナーに関する記述として不適当なものを選びなさい。該当するものがない場合は，6を選びなさい。

1　いすに座る際は，男女を問わず，いすの左側から入ることが基本であり，女性同伴の場合は，必ず女性が先に座るようにする。
2　日本間における席次は，「床の間」のある部屋の場合，掛け軸を正面に見る席が上座となる。
3　中国料理の円卓の場合は，一般に入り口から最も遠い席が上座となり，次いで上座に座る人の右手前，左手前というように交互に席次が決まる。
4　食事は，自分だけ極端に早すぎず，また遅すぎず，同席者に合わせたペースで食べるようにする。
5　西洋料理の場合，ナプキンは膝の上に置き，中座するときは軽くたたんでいすの上に置き，食事が終わったときは軽くたたんでテーブルの上に置くようにする。
6　該当なし

問題12　食器に関する記述として不適当なものを選びなさい。該当するものがない場合は，6を選びなさい。
1　漆器は「塗り物」ともよばれ，重箱や椀，膳，盆などに用いられる。代表的なものとして，輪島塗（石川），会津塗（福島）などがある。
2　陶器は，粘土を主な原料とし，吸水性の素地にうわぐすりを塗って焼く。磁器に比べると焼成温度が低く，強度が落ちるものもある。
3　磁器は，高温で焼くため薄手で強度があり，たたくと金属音がする。代表的なものとして，備前焼（岡山），信楽焼（滋賀）などがある。
4　「切子」とよばれる日本のガラス食器は，江戸切子（東京），薩摩切子（鹿児島）が有名である。
5　竹細工には，ざるやかご，箸置きなどがあり，伝統工芸品としても伝えられている。
6　該当なし

問題13　次の郷土料理とその産地の組み合わせとして不適当なものを選びなさい。該当するものがない場合は，6を選びなさい。
1　いも煮 ……………… 山形県
2　ほうとう ……………… 栃木県
3　ひつまぶし ………… 愛知県
4　皿鉢料理 …………… 高知県
5　辛子れんこん ……… 熊本県
6　該当なし

問題14　「コイ，タイ，スズキなどの身を，冷水や氷水で洗い，縮ませた刺し身」を表す用語として適当なものを選びなさい。該当するものがない場合は，6を選びなさい。
1　平造り
2　糸造り
3　角造り
4　湯引き
5　大名おろし
6　該当なし

問題15 食品の加工と保存に関する記述として不適当なものを選びなさい。該当するものがない場合は，6を選びなさい。

1　食品の加工には，貯蔵性・保存性を向上させる，食べやすくする，安全性を確保するなどの目的がある。
2　短時間で調理ができ便利であるなど，さまざまな理由から加工食品の需要は非常に高くなっている。
3　加工の方法には，物理的加工，生物的加工のほかに，カビや酵母・細菌などの働きを利用した化学的加工がある。
4　微生物の発酵作用によってできた食品を発酵食品といい，代表例として，パン，チーズ，ワイン，納豆，かつお節などが挙げられる。
5　食品の代表的な保存方法には，低温貯蔵法（冷凍食品，チルド食品），乾燥法（スルメ，干物），塩蔵法（わかめ，塩辛），燻煙法（ベーコン，サラミ）などがある。
6　該当なし

問題16 加工食品の表示に関する記述として不適当なものを選びなさい。該当するものがない場合は，6を選びなさい。

1　原材料名については，重量の割合の高い順に表示しなければならない。
2　複合原材料の場合は，複合原材料名のあとにカッコをつけて，その中に原材料を，たとえ微量であってもすべて表示する必要がある。
3　一般用加工食品と添加物には，栄養成分表示が原則として義務づけられている。
4　チューインガムなどのように，表示できるスペースが小さいものについては，一部の表示事項について省略が認められている。
5　生鮮食品に近い一定の加工食品は，その主な原材料についてのみ，原料原産地名の記載が義務づけられている。
6　該当なし

問題17 食品の期限表示に関する記述として適当なものを選びなさい。該当するものがない場合は，6を選びなさい。
1 賞味期限とは，定められた方法で保存した場合，期待されるすべての品質の保持が十分可能であると認められる期限のことをいう。
2 賞味期限を少しでも過ぎた食品は，食中毒を起こす危険性が高いため，食べてはならない。
3 おにぎりやサンドイッチなど日持ちしない食品には，消費期限だけでなく，製造年月日を表示することが義務づけられている。
4 「牛乳」の期限表示は，消費期限になっているものが一般的であり，賞味期限を表示しているものは少ない。
5 期限の設定は，厚生労働省のガイドラインに基づき，食品メーカーの本店所在地を管轄する保健所が商品ごとに行っている。
6 該当なし

問題18 生鮮食品の表示に関する記述として不適当なものを選びなさい。該当するものがない場合は，6を選びなさい。
1 生鮮食品のうち「農産物」には，野菜（きのこ類・山菜類を含む）や果実のほか，米穀（玄米，精米），麦類，豆類，雑穀（とうもろこし，そば等）なども含まれる。
2 販売するために，単品の野菜を店内で次亜塩素酸ナトリウム水溶液などによって殺菌洗浄処理したとしても，野菜自体には実質的な変化を与えないため，生鮮食品として扱われる。
3 単品の野菜をカットし，パック詰めにして販売する場合は，「カットする」「パック詰めする」といった作業はあるものの，生鮮食品として扱われる。
4 同じ種類の生鮮食品で複数の原産地が混合している場合は，全体に占める重量の割合の高いものから順に，原産地を表示する。
5 生鮮食品には容器包装を施すことが奨励されており，販売する際，その生鮮食品に近接した掲示板などに食品表示をすることは避けることが望ましい。
6 該当なし

問題19 畜産物の食品表示に関する記述として不適当なものを選びなさい。該当するものがない場合は，6を選びなさい。

1 　国産品の場合，原産地表示は原則として「国産（または国内産）」とするが，都道府県名など一般に知られている地名を原産地として表示することもできる。
2 　神戸牛，松阪牛などの地名を冠した銘柄名（ブランド名）を表示する場合，国産である旨の表示を省略できる場合がある。
3 　「和牛」とは，黒毛和種，褐毛和種などの品種を表しており，海外で育てられたものであっても，これらの品種の牛であれば「和牛」と表示することができる。
4 　生体で輸入して日本国内でも飼養した場合は，海外での飼養期間のほうが長い場合であっても，「国産」と表示することができる。
5 　牛肉，豚肉などの名称のほかに，部位（もも，ロースなど）や用途（焼き肉用など）が業界ルール等によって表示される。
6 　該当なし

問題20 次のうち，生鮮食品の食品表示として不適当なものを選びなさい。該当するものがない場合は，6を選びなさい。

1 　カツオ　高知沖
2 　ミナミマグロ　解凍　焼津港
3 　養殖　ホタテ　宮城県
4 　タラバガニ　ロシア
5 　新巻鮭　北海道産
6 　該当なし

問題21 遺伝子組み換え食品の表示に関する記述として適当なものを選びなさい。該当するものがない場合は，6を選びなさい。

1 遺伝子組み換えの表示対象となる農産物は，大豆，とうもろこし，じゃがいも，なたね，綿実，アルファルファの6種類である。
2 大豆の加工品である豆腐，おから，納豆，みそ，しょうゆ，大豆油などは，すべて遺伝子組み換え表示の対象とされている。
3 遺伝子組み換え表示は，飲食店などで調理し，その場で提供するような場合でも必要とされる。
4 加工食品の場合は，主な原材料（重量が上位3位以内で，全原材料に占める割合が5％以上のもの）についてのみ表示が義務づけられている。
5 遺伝子組み換えでない食品を，分別生産流通管理のもとに使用している場合は，「遺伝子組み換えでない」という表示をしなければならない。
6 該当なし

問題22 食中毒に関する記述として不適当なものを選びなさい。該当するものがない場合は，6を選びなさい。

1 細菌性食中毒には，感染により体内で増殖した細菌によって発症する感染型食中毒と，細菌が産生した毒素の生理活性によって発症する毒素型食中毒がある。
2 細菌とは，健康被害を引き起こすなど，人間生活にとってマイナスにしか作用しない微生物のことを指す。
3 二次汚染とは，包丁やまな板などの調理器具，人間の手などを介して，ある食品（肉，魚など）から別の食品（野菜など）へと微生物が移行することをいう。
4 食中毒の発生には，食品の製造・加工過程だけでなく，流通形態や消費者のライフスタイルなど，さまざまな要因が影響している。
5 患者を食中毒と診断した医師は，原因物質や感染経路を判明させるため，また，二次感染を防ぐためにも，最寄りの保健所に届け出ることが義務づけられている。
6 該当なし

問題23 カンピロバクターに関する記述として適当なものを選びなさい。該当するものがない場合は，6を選びなさい。

1　家禽（鶏）や家畜（牛・豚）の腸管内に生息するが，乾燥に弱く，また，熱にも弱いため，十分な加熱調理が予防法として有効である。
2　アーモンド，ピスタチオ，香辛料などからも汚染事例が報告されているアフラトキシンとよばれる毒素によって，健康被害をもたらす。
3　ソーセージやハム，または肉類の缶詰といった気密性の高い容器の中で増殖し，毒素を産生して食中毒を起こす。
4　食肉（牛レバー刺し，鶏肉）や鶏卵が主な原因となり，とくに鶏卵の場合，殻はもちろん中身まで汚染するため，生食に注意する。
5　生鮮魚介類とその加工品が主な原因となる。塩分を好み，海水程度の濃度3％前後でよく増殖し，ほかの細菌と比べても増殖速度が速い。
6　該当なし

問題24 食中毒の予防に関する記述として不適当なものを選びなさい。該当するものがない場合は，6を選びなさい。

1　ラップや包装されている野菜やカット野菜であっても，調理の際はよく洗ってから使用する。
2　肉や魚のドリップが，果物やサラダなど生で食べる食品や調理済みの食品にかからないようにする。
3　人の化膿創などに存在する黄色ブドウ球菌は，加熱によって細菌が死滅しても，残った毒素が食中毒を引き起こすことがあるため，手指などに傷があるときは，食材に直接触れないようにする。
4　調理された食品は速やかに食用に供し，残った食品は冷蔵庫に保管する，もしくは，時間が経ちすぎた場合は処分するということも必要となる。
5　生で食べる果物や野菜などはなるべく手早く調理するべきなので，生の肉や魚を切ったあとの包丁やまな板であっても，そのまま洗わずに引き続き使用する。
6　該当なし

問題25 次のうち，臭いが強いため，食器や調理器具などへの使用には不向きとされている薬剤として適当なものを選びなさい。該当するものがない場合は，6を選びなさい。
1 エタノール
2 次亜塩素酸ナトリウム
3 クレゾール
4 酸素系洗剤
5 逆性石鹸
6 該当なし

問題26 食品の化学変化である「熟成」に関する記述として適当なものを選びなさい。該当するものがない場合は，6を選びなさい。
1 たんぱく質や糖質などの有機物質が微生物の作用により分解され，悪臭や有害な物質を生じている状態
2 炭水化物や脂肪が，繁殖した微生物の作用によって劣化した状態
3 食品中の有機物質が微生物の作用によって分解され，有益な化合物へと変化した状態
4 温度や湿度，時間などの外的環境によって，食品のうま味や風味が増している状態
5 油脂などが熱や光の作用によって酸化または分解された状態
6 該当なし

問題27 衛生管理の手法である「HACCP」に関する記述として不適当なものを選びなさい。該当するものがない場合は，6を選びなさい。
1 日本語では「危害分析重要管理点」と訳され，HAが「危害分析」，CCPが「重要管理点」を意味している。
2 日本では，総合衛生管理製造過程承認制度として導入されている。
3 NASA（アメリカ航空宇宙局）が宇宙飛行士向けの宇宙食を製造するにあたり，その安全性を保証するために考案した手法である。
4 最終製品の抜き取り検査を実施し，問題があることがわかった場合に出荷の差し止め，あるいは製品の回収を行うという手法である。
5 国際食品規格の策定などを行うコーデックス委員会が，HACCPを適用するためのガイドラインを作成した。
6 該当なし

問題28 食品添加物に関する記述として不適当なものを選びなさい。該当するものがない場合は，6を選びなさい。

1 食品添加物とは，食品に使用されるさまざまな化学的物質の総称である。
2 食品添加物は，食品の製造過程において，食品の加工や保存の目的で，食品に添加・混和・浸潤などの方法で使用される。
3 食品添加物である保存料とは，食品の腐敗などの原因となる微生物の増殖を抑制し保存性を高めるものであり，微生物を殺すことを目的とした殺菌剤とは異なる。
4 食品添加物には，食品の栄養成分を強化するために使用されるものもあり，その代表としてアミノ酸類，ビタミン類が挙げられる。
5 キャリーオーバーとは，食品の原料あるいは食品製造の過程において使用された食品添加物が，食品にごく微量残存するが効果を示さない場合をいう。
6 該当なし

問題29 流通に関する記述として不適当なものを選びなさい。該当するものがない場合は，6を選びなさい。

1 流通の基本的役割は，生産者と消費者の間の人的・空間的・時間的な隔たりを埋めることであり，保管・仕分け・輸送などの物流機能，売買などによって取り引きする商流機能などを果たす。
2 多数の卸売業者を経由するなど，日本の流通構造は多段階にわたることが問題点とされてきた。
3 近年，大型食品スーパーなど小売業の現場では，メーカー別ではなく，生活提案型の売り場づくりが推進されるようになっている。
4 生産者と消費者が直接的に行う取引（直接流通）として，インターネットのウェブサイトを活用した通信販売が急速に発展している。
5 最近は，メーカーがその支配力を背景として，自社商品の販売強化や価格維持の手段として，卸売業者と小売業者を系列化していく傾向が強まっている。
6 該当なし

問題30 メーカーが自社商品の販売価格について希望小売価格を設定し，これを基準にして卸売業者，小売業者の仕入価格が設定されるという日本的商慣行を何というか。該当するものがない場合は，6を選びなさい。
1　リベート
2　建値制
3　押しつけ販売
4　オープン価格制
5　委託販売制
6　該当なし

問題31 フランチャイズチェーンに関する記述として不適当なものを選びなさい。該当するものがない場合は，6を選びなさい。
1　フランチャイズチェーンとは，本部企業が加盟店を募集し，一定の地域内での商標等の使用と営業の権利を認めて商品を供給する形態をいう。
2　加盟店は，未経験者であっても，本部からの情報提供やノウハウの指導によって新規出店できるというメリットがある。
3　加盟店は本部企業から資本的に独立しているが，統一の店舗運営を行うため，店舗設備や品ぞろえ，価格などについては本部の統制下に置かれる。
4　加盟店が本部企業に支払う加盟料をイニシャルフィー，経営指導料をロイヤリティーとよぶ。
5　フランチャイズ展開は，コンビニエンスストア，ファストフードをはじめとする外食産業，レンタルビデオ店，フィットネスクラブ，不動産販売，学習塾などで行われている。
6　該当なし

問題32 さまざまな商品に関する記述として適当なものを選びなさい。該当するものがない場合は，6を選びなさい。
1 「補完商品」とは，コーヒーと砂糖のように，両方が一緒に売れる可能性のある商品のことをいう。
2 「欠品」とは，販売計画よりも極端に売れず，今後は販売を中止にすると判断された商品のことをいう。
3 「日配品」とは，商品陳列棚の両端に位置する，顧客の目にとまりやすい場所に陳列された目玉商品のことをいう。
4 「死に筋商品」とは，バターとマーガリンのように，どちらか一方が売れれば他方は売れない可能性がある商品のことをいう。
5 「エンド商品」とは，発注や配送のミスなどによって，予定していた数量が取り揃えられていない商品のことをいう。
6 該当なし

問題33 ジャストインタイムに関する記述として不適当なものを選びなさい。該当するものがない場合は，6を選びなさい。
1 トヨタ自動車が部品調達の効率化を図るために開発した「かんばん方式」とよばれる手法を物流に応用したものである。
2 「必要なものを，必要なときに，必要なだけ」供給するシステムであり，多品種・小口・多頻度の物流を可能にする。
3 コンビニエンスストアを中心とした大手小売業者の多くは，納入業者との間で「ジャストインタイム物流」を導入している。
4 商品の在庫負担は少なくなるものの，品薄や欠品の危険が高くなるというデメリットがある。
5 大手小売業者が納入業者にジャストインタイム物流を要求することは，在庫コストの押しつけにつながる可能性もある。
6 該当なし

問題34 食事のあり方に関する記述として不適当なものを選びなさい。該当するものがない場合は，6を選びなさい。

1 かつては家族が同じ時間に一緒に食事をすることが一般的であったが，少子高齢化の進行や単身者世帯の増加などにより，家族揃って食事をする機会が減少傾向にある。
2 一人きりで食事することを孤食といい，核家族で共働きが当たり前となった現在，孤食をする子どもが増えている。
3 家族が揃っていても，一人ひとりが異なる内容の食事をとることを個食という。
4 食事を抜くことを欠食といい，規則正しい食事が難しくなっていることのほか，ダイエット志向などもその要因とされている。
5 間食は，食生活を乱すもとであり，栄養価のアンバランスや熱量の過剰摂取を招くだけなので，極力避けるよう心がける。
6 該当なし

問題35 次の数値条件を基にした商品原価率として適当なものを選びなさい。該当するものがない場合は，6を選びなさい。

- 販売価格　　300円
- 仕入価格　　90円
- 販売管理費　30円
- 販売数量　　25個
- 客数　　　　18人

1 27 %
2 30 %
3 33 %
4 40 %
5 70 %
6 該当なし

問題36 税金に関する記述として適当なものを選びなさい。該当するものがない場合は，6を選びなさい。
1 税金は，国に納める「国税」と，都道府県または市区町村に納める「地方税」に大別され，所得税と法人税は「国税」，相続税と贈与税は「地方税」に含まれる。
2 所得税や法人税は直接税であるが，間接税には消費税，たばこ税，酒税のほか，収入印紙や郵便切手なども含まれる。
3 国内において，事業者が事業として対価を得て行う資産の譲渡等はすべて消費税の課税対象とされており，社会福祉事業等によるサービスや出産費用などにも消費税がかかる。
4 納税者自らが，その年1年間に生じた所得とそれに対する所得税額を計算して申告し，納税すべき税額を確定する手続きを「年末調整」という。
5 「源泉徴収」とは，所得が発生する段階で一定税率の所得税を差し引いてから支払うことをいい，一般には「天引き」とよばれている。
6 該当なし

問題37 日本の食料自給率に関する記述として不適当なものを選びなさい。該当するものがない場合は，6を選びなさい。
1 アメリカ・フランス・ドイツ・イギリス・イタリア・日本の中で，現在，最も食料自給率（カロリーベース）の低い国は，日本である。
2 農業構造の変化により，日本の耕地作付面積と農業就業者数は年々減少の傾向にある。
3 日本の食料自給率が長期間にわたって低迷している最大の要因は，耕地面積がきわめて少ないことにある。
4 日本の食料自給率のうち，「飼料用を含む穀物自給率」については，現在，30％を下回る状況である。
5 生鮮食品である「米・大豆・小麦・肉類・魚介類」のうち，現在，最も自給率の低い食品は「大豆」であり，ついで「小麦」が少ない。
6 該当なし

問題38 輸入に関する記述として不適当なものを選びなさい。該当するものがない場合は，6を選びなさい。
1 　輸入品に課される関税には，国の財政収入になるほか，国内産業を保護するという目的がある。
2 　セーフガードとは，特定の品目の輸入が急増して国内産業に重大な損害を与え，または与えるおそれがある場合にとられる緊急輸入制限措置のことである。
3 　輸入割当制度とは，輸入数量の増加によって国内産業が損害を被ることを防ぐため，特定品目の輸入数量を割り当てる制度をいう。
4 　ミニマムアクセスとは，国内消費量に比べて輸入の割合が低い品目について最低限の輸入機会を設ける制度であり，最低限輸入義務などと訳される。
5 　特恵関税制度とは，開発途上国から輸入される一定の産品に対し，一般の関税率よりも低い税率を適用する制度をいう。
6 　該当なし

問題39 食品衛生法に関する記述として不適当なものを選びなさい。該当するものがない場合は，6を選びなさい。
1 　食品の安全性を確保するために，公衆衛生の見地から必要な規制を行う法律である。
2 　国民の健康の保護を目的とし，食品，添加物，容器包装などの規格基準の策定のほか，規格基準に適合しない食品等の製造販売の禁止や農薬等の残留規制の強化なども対象としている。
3 　残留農薬のポジティブリスト制度では，原則規制がない状態において，使用・残留を認めるもののみ基準値を定めてリスト化している。
4 　飲食店営業など，公衆衛生に与える影響が著しい営業を営む場合には，都道府県知事の許可が必要であるとしている。
5 　従来は，食中毒予防などの見地から販売用の食品と添加物の表示に関する基準を定めていたが，食品の表示に関する規定は食品表示法に移管された。
6 　該当なし

問題40 企業による組織ぐるみの違法行為や，経営者に権限が集中することで生じる弊害などを監視し，阻止することによって，企業を健全に運営していくことを意味する語句として適当なものを選びなさい。該当するものがない場合は，6を選びなさい。
1　コーポレートガバナンス
2　サスティナビリティ
3　コンプライアンス
4　ナレッジマネジメント
5　リストラクチャリング
6　該当なし

問題41 食品リサイクル法に関する記述として不適当なものを選びなさい。該当するものがない場合は，6を選びなさい。
1　食品廃棄物等の発生を抑制するとともに，食品循環資源の再生利用を促進することによって，環境への負荷を軽減しながら持続的な発展ができる循環型社会の構築を目指している。
2　食品廃棄物等とは，製造・調理過程で生じる加工残さで食用に供することができないもの，食品の流通過程または消費段階で生じる売れ残り，食べ残しなどをいう。
3　食品関連事業者が自ら，または再生利用事業者に委託して再生利用等の目標を達成する責務を負う。
4　食品関連事業者には，食品の製造・加工業者のほか，飲食店など食事の提供を伴う事業者，家庭で調理を行う者などが含まれる。
5　食品廃棄物等の発生抑制，再生利用および減量などについて，基準に従った取り組みを行うことを定めている。
6　該当なし

問題42 消費生活の保護に関する記述として不適当なものを選びなさい。該当するものがない場合は，6を選びなさい。

1 　加工食品である冷凍食品や缶詰，食用油は，製造物責任法の対象となる。
2 　製造物責任法によれば，製造物の「欠陥」によって人の生命，身体または財産に被害が生じた場合は，被害者側が製造業者の過失を証明したときに限り，製造業者に賠償責任を負わせることができる。
3 　ネガティブオプションの場合，送りつけられた側の承諾がない限り契約は成立しないため，請求書が送られてきても代金を支払う義務はない。
4 　特定商取引法などが定めるクーリング・オフの制度を利用すれば，消費者は，理由を問わず，一定期間内であれば契約を解除することが可能である。
5 　クーリング・オフができる期間は，キャッチセールスやSF商法などの場合は8日間，マルチ商法や内職商法などの場合は20日間とされている。
6 　該当なし

記述問題

A 2008（平成20）年4月から，内臓脂肪型肥満に着目した特定健診および保健指導の実施が義務づけられた。内臓脂肪型肥満に加えて，高血圧，脂質異常，高血糖のうちいずれか2つ以上を併せ持つ状態を何というか。カタカナで答えなさい。

B たんぱく質そのものを英語で何というか。カタカナで答えなさい。

C 食物は薬と同じように命を養い，健康を保つものであるとする中国の考え方を何というか。漢字4文字で答えなさい。

D 日本料理の献立の基本構成とされる「汁，焼き物，椀盛り，向付」のことを何というか。漢字4文字で答えなさい。

E 食品の氷結点以上で，微生物の活動がほぼ停止するとされる温度帯で流通する食品のことを何というか。

F JAS法は，JAS規格制度について定めた法律であるが，JASとは何の略称か。漢字6文字で答えなさい。

G ある物質の水溶液はホルマリンといい，病院や畜産施設などで消毒に使用されている。この「ある物質」の名前を何というか。カタカナで答えなさい。

H 国内で生まれたすべての牛と輸入牛に，10桁の個体識別番号が印字された耳標を装着するよう義務づけた法律を何というか。

I メーカーなどが，自社の在庫品を処分する店舗のことを何というか。カタカナ9文字で答えなさい。

J 商品が販売された時点で商品情報を記録し，その集計結果を在庫管理やマーチャンダイジングに活用するシステムのことを何というか。アルファベットとカタカナで答えなさい。

K もともとは，アメリカの食品小売業や外食産業が，中食市場に参入したときに使ったキャッチフレーズであり，簡単な調理をするだけ，あるいは盛りつけるだけで食卓に出せる食事（またはそのような食事を提供する手法）のことを何というか。カタカナで答えなさい。

L ISO 14001（環境），ISO 22000（食品安全）といった，電気および電子技術分野を除く全産業分野の国際的な規格を策定している機関である「ISO」を正式には何というか。漢字7文字で答えなさい。

M 循環型社会の構築を目的として，あらゆる産業から排出される廃棄物を，ほかの産業の原材料として活用することなどによってなくしていこうとする考え方を何というか。カタカナで答えなさい。

索引

■A～Z
- ABC分析 …………………… 140
- BMI ………………………… 40
- BSE（牛海綿状脳症）………… 114
- DHA（ドコサヘキサエン酸）…… 21
- EPA（エイコサペンタエン酸）… 21
- EOSシステム ………………… 129
- GM食品 ……………………… 112
- HACCP（ハサップ）………… 109
- HDL ………………………… 21
- ISO（国際標準化機構）……… 157
- JAS ………………………… 90
- JAS規格 ……………… 90, 155
- JAS法 ………………… 78, 155
- JASマーク ………………… 155
- JHFA ……………………… 73
- LDL ………………………… 21
- MRSA ……………………… 99
- O157 ……………………… 100
- POSシステム（販売時点情報管理）……… 129
- QSC ………………………… 138
- Recycle（リサイクル）……… 160
- Reduce（リデュース）……… 159
- Reuse（リユース）………… 159
- SCM（サプライチェーンマネジメント）
  …………………………… 131
- SF商法（催眠商法）………… 164
- SPF豚 ……………………… 82
- WHO（世界保健機関）……… 35
- α-リノレン酸 ……………… 20
- μg（マイクログラム）……… 24

■あ
- アイドルタイム ……………… 139
- アウトレットストア ………… 123
- 秋の七草 ……………………… 49
- 悪質商法 ……………………… 164
- 悪性新生物（がん）…………… 39
- 味の相互作用 ………………… 58
- あしらい ………………… 60, 63
- アトウォーター係数 ………… 22
- アナフィラキシーショック … 92
- アフラトキシン ……………… 98
- アミノ酸 ……………………… 21
- アミノ酸価 …………………… 22
- アミラーゼ …………………… 30
- 粗利益 ……………………… 140
- アルコール飲料 ……………… 77
- アルデンテ …………………… 61
- アレルゲン …………………… 92
- 安静時代謝量 ………………… 31

■い
- 意思表示の取り消し ………… 165
- 医食同源 ……………………… 45
- いずし ……………………… 100
- 委託販売制 ………………… 120
- 一汁三菜 ……………………… 46
- いちょう切り ………………… 59
- 一律基準 …………………… 156
- 一括表示 ……………………… 93
- 一店一帳合制 ……………… 119
- 一般飲食物添加物 ………… 113
- 遺伝子組み換え食品 …… 91, 111
- 芋名月 ………………………… 50
- 印紙税 ……………………… 147
- インスリン …………………… 41
- インターバンク市場 ……… 152
- インフォームド・コンセント … 167
- インフレーション（インフレ）… 146
- 飲用乳 …………………… 88, 89

■う
- ウイルス性肝炎 ……………… 97
- ウイルス性食中毒 …………… 96
- ウエルシュ菌 ……………… 101
- 売上 ………………………… 140
- 売上高 ……………………… 141
- ウルグアイ・ラウンド ……… 151
- 売れ筋 ……………………… 117
- 運動 ………………………… 35
- 運動時代謝量 ………………… 31

■え
- 営業利益 …………………… 140
- 栄養 …………………… 28, 35
- 栄養機能食品 ………………… 72
- 栄養成分表示 …………… 88, 93

214

栄養素	28	過失責任主義	167
駅ナカ	135	賀寿	52
エスニック料理	45	果汁入り飲料	77
エタノール製剤	106	過剰症	26
エネルギー源	28	過剰摂取	24
エネルギー代謝	30	過食症	33
塩蔵	75	可処分所得	145
円高	152	仮想商店街	125
エンテロトキシン	99	数え年	52
エンド陳列	128	かたり商法	164
円安	153	活性酸素	76

■お

		褐変	108
黄色ブドウ球菌	99	かつらむき	59
オープン価格制	119	家電リサイクル法	163
お食い初め	51	果糖	18
お七夜	51	加熱調理	61
押しつけ販売	120	加熱料理	45
おせち料理	51	カビ毒	98
お屠蘇	51	カフェイン	77
おはぎ	50	カフェテリア	138
オリゴ糖	18	株式市場	152
オレイン酸	20	芽胞	100
卸売り	116	上座	64
卸売業者	116	加盟料(イニシャルフィー)	124
オンラインショッピング	123	からだの構成成分	28

■か

		カルシウム	26
加圧加熱殺菌装置	71	カロリー	31
壊血病	25	カロリーベース	149
外国為替	152	川下戦略	116
外国為替市場	152	為替相場(為替レート)	152
海産ほ乳動物類	70	環境(ISO 14001)	157
外食	133	間食	133
会席料理	48	関税	151
懐石料理	48	間接税	147
界面活性剤	106	間接流通	117, 118
化学的加工	75	感染型	96
化学的消化	29	乾燥	75
隠し包丁	59	広東料理	45
確定申告	148	カンピロバクター	98, 103
隠れ肥満	32	甘味料	113
家計	145	還暦	52
家計消費者	116		

■き

加工食品	70, 84	機会損失(チャンスロス)	128
加工乳	88	機械的消化	29
加工貿易	150	危害分析	109
過失(不注意)	167	企業	144

寄生虫	98
季節感	46, 62
基礎代謝量	31
既存添加物	113
機能性表示食品	72
菊花切り	59
基本味	58
逆性石鹸	106
客単価	141
逆輸入	150
キャッチセールス	164
キャリーオーバー	113
急速冷凍	71
牛トレーサビリティ法	114
牛乳	88
休養	35, 37
給与所得者	148
供給連鎖（サプライチェーン）	131
行事食	49
業種	122
業態	122
強調表示	94
郷土料理	53
業務用購買者	116
強力粉	76
拒食症	33
緊急輸入制限措置	151

■く

空気感染	101
空気の遮断	75
クーリング・オフ	166
グリーンロジスティックス	131
グリコーゲン（糖質）	36
グリセリン	20
クロスドッキング	131
黒豚	82
燻煙	75

■け

ケ	49
経営指導料（ロイヤリティー）	124
経済	144
経済主体	144
景品表示法	157
契約の解除	166
計量法	157
化粧塩	61

欠陥	168
欠食	133
血糖	41
欠品	128
欠乏症	26
原価	140
健康増進法	73, 156
健康補助食品	73
原産国名	80, 81, 82
原産地	79
源泉徴収	148

■こ

故意（わざと）	167
高血圧	40
高血圧症	39, 40
高血糖	40
公衆衛生	155
公正競争規約	89, 157
高尿酸血症	41
交配	111
鉱物性食品	70
小売業者	116
香料	113
5S活動	105
コース料理	44
コーポレートガバナンス（企業統治）	158
国産	81
個食	133
孤食	132
個人事業主	148
個人輸入	151
コストインフレ	146
5大栄養素	28
骨粗しょう症	25, 27
小麦粉	76
個別表示	93
コラーゲン	25
コレステロール	21
コンビニエンスストア	122
コンプライアンス（法令遵守）	158
コンポスト	163

■さ

サービス	144
財	144
細菌性食中毒	96

財産収入	145
再資源化	160
最終購買者	116
歳出	147
再使用	159
再商品化義務	161
財政	147
再生利用	160
再生利用事業者	162
歳入	147
さいの目切り	59
再販売価格維持行為	119
債務不履行	166
先入先出	128
ささがき	59
サスティナビリティ	158
殺菌	105
サルモネラ属菌	99
酸化防止剤	113
産業の空洞化	153
山水盛り	62
産地直送	118
酸敗	108
三枚おろし	60
残留農薬	156

■し

次亜塩素酸ナトリウム	106
識別マーク	161
事業収入	145
資源	159
資産デフレ	146
脂質	20
脂質異常症	39, 41
支出	145
四川料理	45
持続可能性	158
下ごしらえ	59
七五三	51
実支出	145
実支出以外の支出	145
卓袱料理	48
指定添加物	113
品切れ	128
死に筋	117
脂肪	30, 32
脂肪酸	20

下座	64
社会的健康	35
社会保険料	145
ジャストインタイム	130
煮沸消毒	105
上海料理	45
ジュース	76
収入	145
重要管理点（CCP）	109
重量ベース	149
ジュール	31
熟成	107
酒税	147
主要5項目	94
循環型社会	159
旬の盛り	53
旬の名残	53
旬の走り	53
常温保存	71
消化	29
消化管	29
消化酵素	29, 30
消極的休養法	37
精進料理	47
脂溶性ビタミン	24
消毒	104
消費エネルギー	32
消費期限	86
消費支出	145
消費者起点流通	129
消費者契約法	166
消費者物価指数	145
消費税	147
消費性向	145
商品	144
賞味期限	86
食育	154
食育基本法	154
食事制限	33
食体験	58
食中毒	96
食中毒予防の3原則	104
食の外部化	134
食品安全委員会	154
食品安全基本法	154
食品衛生法	103, 155

食品関連事業者	78, 162
食品循環資源	162
食品添加物	113
食品内毒素型	97
食品廃棄物	162
食品表示基準	78
食品表示法	78, 156
食品リサイクル法	162
植物性自然毒	97
植物性食品	70
植物性たんぱく質	22
食文化	68
食物アレルギー	92
食物繊維	18
食料自給率	149
食料需給表	149
食糧法	154
食器・野菜用中性洗剤	106
ショ糖（砂糖）	18
所得	145
所得税	147
飼料自給率	149
神経障害	41
神経性無食欲症	33
心疾患	39
腎症	41
身体活動	31
身体活動基準	36
身土不二	56

■す

水域名	82
すい液	30
吸い口	48
水産物	70
水分	23
水溶性食物繊維	19
水溶性ビタミン	24
スーパーバイザー	125
スーパーマーケット	122
スタグフレーション	146
酢漬け	75
ストレッチング	37
スローフード運動	57

■せ

生活習慣病	39
生活提案型	118

税金（租税）	147
生産額ベース	149
生産流通履歴情報	114
精神的健康	35
生鮮食品	78
製造業者（メーカー）	116
製造物責任法（PL法）	167
生体内毒素型	97
政府	144
税負担者	147
生物学的消化	29
生物的加工	75
生理作用	24
生理作用の調節	28
セーフガード	151
世界３大珍味	44
世界３大料理	44
節供	49
積極的休養法	38
節句	49
摂取エネルギー	32
摂取不足	26
セレウス菌	100
ゼロエミッション	160
せん切り	59
全形料理	45
潜伏期間	98

■そ

総合衛生管理製造過程	110
総菜	134
相乗効果	58
ソース	44
咀嚼	29
ソラニン	97

■た

ターゲット	139
ダイエット	33
体脂肪	32
代謝	30
対象加工食品	87
代替商品	128
台引	47
対比効果	58
大名おろし	60
第６の栄養素	28
抱合わせ販売	120

だし	61
建値制	119
多糖類	18
短冊切り	59
胆汁	30
単純脂質	20
単糖類	18
たんぱく質	21

■ち
チェーンストア	123
畜産物	70
地産地消	56
茶	77
茶懐石	48
着色料	113
中国料理	45
中性脂肪	20
中力粉	76
腸炎ビブリオ	98
腸管出血性大腸菌	100
超高温殺菌法	88
腸内環境	19
調理	58
直接税	147
直接販売	84
直接流通	117, 118
著作物再販適用除外制度	120
貯蓄性向	145
チルド食品	71
賃金	145

■つ
通過儀礼	51
通信販売	118, 123
痛風	41

■て
低温長時間殺菌法	88
低温貯蔵	75
テイクアウト	84
低脂肪牛乳	88
ディスカウントストア	122
ディマンドプルインフレ	146
鉄	26
テトロドトキシン	97
デパ地下	135
手開き	60
デフレーション（デフレ）	146

デフレスパイラル	146
デポジット制	160
デリカテッセン	136
デリバリー形態	84
天然香料	113
天然添加物	113
天引き	148
デンプン	18
天盛り	63

■と
糖質	18
糖尿病	39, 41
動物性自然毒	97
動物性食品	70
動物性たんぱく質	22
動脈硬化	21, 40
時知らず	53
特色のある原材料	55
独占禁止法	119
毒素型	96
特定家庭用機器（家電４品目）	163
特定危険部位	114
特定原材料	93
特定事業者	162
特定商取引法	166
特定保健用食品	72, 156
特別用途食品	73, 156
トクホ	72
土産土法	56
年越しそば	51
特恵関税制度	151
特恵税率	151
都道府県名	80
ドラッグストア	123
問屋	117

■な
内食	133
内臓脂肪型肥満	40
内容証明郵便	167
中食	134
ながら食い	133
ナショナルブランド	129
ナチュラルチーズ	75
ナトリウム	26
７Ｓ活動	105
七草がゆ	49

ナレッジマネジメント……………………… 158
■に
ニーズ……………………………………… 122
二次汚染…………………………………… 98
二糖類……………………………………… 18
日本食品標準成分表2015年版（七訂）… 70
日本的な商慣行…………………………… 119
日本農林規格……………………………… 90
日本料理…………………………………… 46
二枚おろし………………………………… 60
乳飲料……………………………………… 89
乳酸………………………………………… 37
尿酸………………………………………… 41
■ね
値入れ……………………………………… 127
ネガティブオプション……………… 164, 165
ネガティブリスト制度…………………… 156
値ごろ感…………………………………… 127
値つけ……………………………………… 127
ネット通販………………………………… 125
年中行事…………………………………… 50
年末調整…………………………………… 148
■の
脳血管疾患………………………………… 39
脳梗塞……………………………………… 39
農産物……………………………………… 70
濃縮還元…………………………………… 76
脳出血……………………………………… 39
納税義務者………………………………… 147
脳卒中……………………………………… 39
ノロウイルス………………………… 97, 101
■は
廃棄物……………………………………… 159
売買契約…………………………………… 165
薄力粉……………………………………… 76
派遣店員制度……………………………… 120
箸使いのタブー…………………………… 65
発酵…………………………………… 75, 107
発酵食品…………………………………… 75
発生抑制…………………………………… 159
初物………………………………………… 53
春の七草…………………………………… 49
ハレ………………………………………… 49
販売協力金………………………………… 120
■ひ
皮下脂肪型肥満…………………………… 40

非課税取引………………………………… 147
非消費支出………………………………… 145
微生物……………………………………… 71
ビタミン…………………………………… 24
必須アミノ酸……………………………… 22
必須ミネラル……………………………… 26
肥満………………………………………… 32
百貨店……………………………………… 123
拍子木切り………………………………… 59
貧血…………………………………… 25, 27
品種改良…………………………………… 111
品目別の自給率…………………………… 149
■ふ
フードマイレージ………………………… 57
フェイス…………………………………… 128
複合原材料………………………………… 85
複合脂質…………………………………… 20
袱紗料理…………………………………… 47
物価………………………………………… 145
物理的な加工……………………………… 74
物流業者…………………………………… 116
ブドウ糖…………………………………… 18
腐敗…………………………………… 75, 107
不法行為…………………………………… 167
不飽和脂肪酸……………………………… 20
不溶性食物繊維…………………………… 19
プライベートブランド…………………… 129
フランス料理……………………………… 44
フランチャイズチェーン………………… 124
フリーマーケット………………………… 160
プリオン…………………………………… 114
プリン体…………………………………… 42
プロセスチーズ…………………………… 75
プロテイン………………………………… 21
噴水効果…………………………………… 135
分別………………………………………… 161
分別収集…………………………………… 161
分別生産流通管理………………………… 91
■へ
並行輸入…………………………………… 151
北京料理…………………………………… 45
ペプシン…………………………………… 30
ヘモグロビン……………………………… 27
ベロ毒素…………………………………… 100
変質………………………………………… 107
変調効果…………………………………… 58

変動相場制	152
変敗	108

■ほ

貿易	150
貿易摩擦	153
法人税	147
訪問販売	123, 166
飽和脂肪酸	20
ホームミールリプレースメント	136
補完商品	128
保健機能食品	72
ポジティブリスト制度	156
補足効果	22
保存料	113
ぼた餅	50
ボツリヌス菌	100
ホテイチ	135
ボランタリーチェーン	124
ポリフェノール	76
本膳料理	47

■ま

マーチャンダイジング	127
マナー	64
マルチ商法	164

■み

ミールソリューション（MS）	134
味覚異常	27
みじん切り	59
3つのR	159
ミニマムアクセス（最低限輸入義務）	151
ミネラル（無機質）	26

■む

向付	46
無酸素性運動（アネロビクス）	36
無脂肪牛乳	88
ムスカリン	97

■め

銘柄名	81
名称	79
メーカー希望小売価格	119
メタボリックシンドローム（内臓脂肪症候群）	40
メニューメイキング	139
面とり	59

■も

網膜症	41

■や

焼き物	46
薬食同源（薬食一如）	45
飲茶	45
夜盲症	25

■ゆ

有機JASマーク	90
有機加工食品	90
有機飼料	90
有機畜産物	90
有機農産物	90
有酸素性運動（エアロビクス）	36
誘導脂質	20
油脂	20
輸出産業	152
輸入産業	152
輸入割当制度	151

■よ

容器包装	161
容器包装廃棄物	160
容器包装リサイクル法（容リ法）	160
養殖	83
ヨーヨー現象	33
抑制効果	58

■り

リードタイム	127
リノール酸	20
リパーゼ	30
リバウンド	33
リベート	120
流通	116
流通経路	117
リン	26
林産物	70

■れ

冷凍食品	71
レギュラーチェーン	124
レトルト食品	71
レトルトパウチ食品	71

■ろ

ロジスティックス	130
ロハス（LOHAS）	159

■わ

和食器	62
椀盛り	46

U-CANの書籍・講座の特長

～徹底したわかりやすさを追求しています～

① **通信講座の教材制作で培った"よくわかる"ノウハウ**
  50年にも及ぶ通信教育事業で培った，教材制作・添削質問指導ノウハウの蓄積を生かし，学習される方が『わかる』ためのポイントをしっかりと押さえています。

② **初心者・入門者にもやさしい解説**
  まったく初めて学習をスタートされる方でも容易に理解でき，スムーズに学習が進められるように，多くの図解・イラストを用い，丁寧に解説しています。

③ **徹底的な過去問題分析により合格に的を絞った教材**
  学習の負担を軽減し，効率的に目標達成＝合格するために，過去の試験問題の分析や直近の試験傾向などを踏まえ，コンパクトに絞り込んだ学習内容になっています。

生涯学習のユーキャンとは？

　『いつでも，どこでも，どなたでも』を基本理念に，U-CANは創業以来，半世紀以上にわたり，通信教育のパイオニアとして，人生をより豊かにする教育や文化を提供してきました。現在では，資格，技能，語学，趣味，教養の分野で約160の多彩な講座・コースを開講し，年間約60万人の皆様に活用されています。

　特に，資格講座では，「はじめて学ぶ人」でも無理なく学習できるように，図解・イラストを用いたわかりやすい教材づくりを心がけています。また《試験合格》という目標に向かって効率よく学習していただけるよう，本試験問題の分析に基づき無駄を省いたカリキュラムを設定するなど，さまざまに「学びやすく，続けやすい」工夫をしています。加えて，最新の試験情報の提供や丁寧な添削，質問指導などフォローもしっかり行っています。

　こうした取り組みの結果，「初学者にもやさしい」「よくわかる」講座・教材として，全国の受験生から幅広い支持をいただき，多くの受講生の方が資格試験に合格されています。

こんなときは…

出版案内・情報の提供

■**電話**
U-CAN お客様サービスセンター
tel **03-3378-1400**
（受付時間 9：00～17：30 日祝日は休み）

■**インターネット**
『生涯学習のユーキャン』ホームページ
「書籍出版案内」のコーナー
http://www.u-can.jp/book

本の内容についてお気づきの点は…

書名・発行年月日，お客様のお名前，ご住所，電話番号・FAX番号を明記の上，下記の宛先まで郵送もしくはFAXでお問い合わせください。

■**郵送**
〒169-8682　東京都新宿北郵便局 郵便私書箱第2005号
「ユーキャン学び出版　食生活アドバイザー検定書籍編集部」係

■**FAX　03-3350-7883**
◎お電話でのお問い合わせは受け付けておりません。
◎質問指導は行っておりません。
◎法改正・正誤等の情報につきましては上記ホームページ内の「法改正・追録情報」コーナーでご覧いただけます。

通信講座のお申込み・資料請求

■**電話**
U-CAN 受付センター
フリーダイヤル **0120-314-888**
◎通話料無料。携帯・PHSからもかけられます。
◎受付時間　9：00～21：00　土日もOK

■**インターネット**
『生涯学習のユーキャン』ホームページ
http://www.u-can.jp/

●案内資料は，『愛読者カード』でもお申込みいただけます。

法改正・正誤等の情報につきましては『生涯学習のユーキャン』ホームページ内、
「法改正・追録情報」コーナーでご覧いただけます。
http://www.u-can.jp/book

出版案内に関するお問い合せは・・・
U-CANお客様サービスセンター
Tel 03-3378-1400（受付時間9：00 ～ 17：30日祝日は休み）

本の内容についてお気づきの点は・・・
書名・発行年月日、お客様のお名前、ご住所、電話番号・FAX番号を明記の上、
下記の宛先まで郵送もしくはFAXでお問い合わせください。

【郵送】〒169-8682　東京都新宿北郵便局　郵便私書箱第2005号
　　　　「ユーキャン学び出版　食生活アドバイザー検定書籍編集部」係
【FAX】　03-3350-7883
◎お電話でのお問い合わせは受け付けておりません。
◎質問指導は行っておりません。

U-CANの 食生活アドバイザー®検定2級 速習テキスト&問題集 第2版

2012年4月27日　初　版　第1刷発行	編　者	ユーキャン食生活アドバイザー®検定試験研究会
2016年3月31日　第2版　第1刷発行	発行者	品川泰一
	発行所	株式会社 ユーキャン 学び出版 〒151-0053 東京都渋谷区代々木1-11-1 Tel 03-3378-1400
	編　集	株式会社 東京コア 〒160-0022 東京都新宿区新宿1-36-2
	発売元	株式会社 自由国民社 〒171-0033 東京都豊島区高田3-10-11 Tel 03-6233-0781（営業部）

印刷・製本　望月印刷株式会社

※落丁・乱丁その他不良の品がありましたらお取り替えいたします。お買い求めの書店か
　自由国民社営業部（Tel 03-6233-0781）へお申し出ください。

Ⓒ　U-CAN, Inc. 2016　Printed in Japan

本書の全部または一部を無断で複写複製（コピー）することは，著作権法上の例外を除き，禁
じられています。

食生活アドバイザー® 検定2級

「速習テキスト＆問題集」

「予想模擬試験」解答・解説編

第1回予想模擬試験 ……… p. 2
第2回予想模擬試験 ……… p. 16
解答用紙 …………………… p. 31〜32

予想模擬試験〈第1回〉解答一覧

1章 栄養と健康		2章 食文化と食習慣		3章 食品学	
問題1	4	問題8	3	問題15	4
問題2	5	問題9	4	問題16	6
問題3	3	問題10	1	問題17	5
問題4	2	問題11	5	問題18	3
問題5	3	問題12	6	問題19	1
問題6	5	問題13	2	問題20	6
問題7	1	問題14	6	問題21	4

4章 衛生管理		5章 食マーケット		6章 社会生活	
問題22	5	問題29	3	問題36	4
問題23	3	問題30	2	問題37	2
問題24	3	問題31	1	問題38	6
問題25	5	問題32	2	問題39	2
問題26	1	問題33	1	問題40	3
問題27	4	問題34	5	問題41	2
問題28	4	問題35	4	問題42	5

記述問題

A	必須アミノ酸	H	セレウス菌
B	プリン体	I	ミールソリューション
C	地産地消	J	グリーンロジスティックス
D	米寿	K	60%
E	特定保健用食品	L	コンプライアンス
F	複合原材料	M	デポジット
G	テトロドトキシン		

1章	2章	3章	4章	5章	6章	記述	合計
/7問	/7問	/7問	/7問	/7問	/7問	/13問	/55問

予想模擬試験〈第1回〉解答・解説

問題1 解答　4

〔解説〕　4　栄養のバランスを取ることは大切ですが、最優先するというのは不適当です。食生活は栄養のみで語るべきものではなく、栄養素の摂取とともに、規則正しい生活における適度な**運動**や十分な**休養**など、生活要素のバランスが重要です。

問題2 解答　5

〔解説〕　5　食物繊維は、その働きが重要であることから「第6の栄養素」ともよばれています。しかし、**消化吸収されないため**、エネルギー源やからだの構成成分にはなることはありません。

問題3 解答　3

〔解説〕　3　**水分**は体重の約3分の1ではなく、成人で**約60％**を占めています。体内では血液として栄養素やホルモンを輸送したり、老廃物を溶かして尿として排せつしたり、消化液の分泌、体温の調節といった重要な役割を果たしています。

問題4 解答　2

〔解説〕　1　ビタミンはごく微量で働く「微量栄養素」ですが、生きていくうえで**必要不可欠**であり、不足すると欠乏症が現れます。

3　**脂溶性ビタミン**はビタミン**A、D、E、K**です。ビタミンCは水溶性ビタミンです。

4　ビタミンBはナイアシン、パントテン酸、ビオチン、葉酸などと合わせて「ビタミンB群」と総称されますが、これらは脂溶性ではなく**水溶性ビタミン**です。

5　脂溶性ビタミンは体内に蓄積されるため、とくにサプリメントの過剰摂取による副作用（**過剰症**）に注意する必要があります。

問題5　解答　3

〔解説〕　3　ミネラルは，体内の生理作用を調節するほか，骨や歯，血液，筋肉，臓器などからだを**構成する成分**にもなります。たとえば，カルシウムは骨や歯の構成成分，鉄は血液に含まれるヘモグロビンの構成成分，イオウはたんぱく質の構成成分になります。

問題6　解答　5

〔解説〕　5　食事の量を減らすだけのダイエット方法は，筋肉が減って，そのかわりに脂肪が増えるという悪循環に陥る危険性があります。ゆるやかにエネルギー摂取量を減らすだけでなく，同時に**エネルギー消費量も増やす**ということがダイエットの鉄則といえます。

問題7　解答　1

〔解説〕　1　整理運動として**ストレッチング**を行うと，筋肉にたまった**乳酸**の除去を早め，疲労を回復する効果があります。からだを休ませることは必要ですが，からだを動かさないでいることが筋肉疲労を取り除く最も早い手段とはいいきれません。

問題8　解答　3

〔解説〕　3　平面的な盛りつけ方ではなく，**立体的な盛りつけ方**が日本料理の特徴です。とくに平たい皿に盛りつけるときは，山と谷をつくって立体感を演出します。深めの鉢などの場合は，こんもりと中高に盛るのが基本です。

問題9　解答　4

〔解説〕　1　基本味（五味）には「渋味」ではなく「**塩味**」が入ります。
　　　　　2　互いに作用し合い，味に変化が生まれます（**味の相互作用**）。
　　　　　3　これは「**変調効果**」です。「抑制効果」とは，別の味を混合することによって一方の味が弱められることをいいます。
　　　　　5　これは「**抑制効果**」です。「相乗効果」とは，異なる味が混合することによって，うま味が増すことをいいます。

予想模擬試験〈第1回〉解答・解説

問題10　解答　1
〔解説〕　1　「湯がく」とは，食材を手早くさっとゆでることをいいます。設問の記述は，材料を間接的に加熱する「**湯せん**」という調理法の説明です。

問題11　解答　5
〔解説〕　5　食事の席での**喫煙**は，周囲の人に不快感を与え，料理の香りや味を台無しにしてしまうため基本的には**禁止**です。

問題12　解答　6
〔解説〕　1　**人日**は1月7日で，「**七草の節句**」ともいいます。
　　　　2　**節分**は2月3日。恵方巻きは，節分に食べる太巻きずしです。
　　　　3　**上巳**は3月3日の「**ひな祭り**」で，散らしずし（五目ずし）やハマグリの吸い物，菱餅，白酒などが節供とされます。
　　　　4　**秋の彼岸**は9月23日ごろ。なお春の彼岸は3月22日ごろで，ぼた餅を食べます。
　　　　5　**冬至**は12月22日ごろ。かぼちゃ，こんにゃくのほか，けんちん汁，あずきなどを食べます。

問題13　解答　2
〔解説〕　2　イカは，生き物としては「**一匹**」，漁獲されたものは「**一杯**」と数えます。なお，「一丁」は豆腐などの数え方です。

問題14　解答　6
〔解説〕　「**寄せ箸**」とは，箸先を使って，食べ物が入っている器を自分のところまで引き寄せることをいいます。
　　　　1「探り箸」，2「そら箸」，3「かき箸」，4「なみだ箸」，5「ねぶり箸」。

問題15　解答　4
〔解説〕　1　加工食品に食品表示基準が適用されるのは，一般消費者に販売される加工食品のうち，**容器**に入れられたもの，または**包装**され

たものに限られます。
2　店舗のバックヤードで製造加工して**直接販売**する場合は，たとえ容器に入れても食品表示の適用外です。
3　デリバリー形態であっても，店舗で製造加工して**直接販売**する場合は，選択肢2と同様，食品表示の適用外です。
5　外食店で提供される飲食物のように，仕入れた加工食品を調理してその場で飲食させる場合は，食品表示の適用外です。

問題16　解答　6
〔解説〕**冷凍食品**とは，生の食材やその加工品，調理済み食品などを急速に冷凍して－15℃以下で保存するものをいい（業界では－18℃以下で管理），選択肢1～5のようなメリットがあります。

問題17　解答　5
〔解説〕5　「公正マーク」は，牛乳業界の定めたルール「飲用乳の表示に関する公正競争規約」に従って，**適正な表示がなされていること**を表しています。

問題18　解答　3
〔解説〕3　貝類の場合は「砂抜き」を行った場所ではなく，その貝を漁獲した場所が原産地となります。輸入した貝類の「砂抜き」を日本国内で行った場合も，輸入した**原産国名**を表示しなければなりません。

問題19　解答　1
〔解説〕1　**異なる種類**（異種混合）の食品を混ぜ合わせたパック詰めなどは加工食品として扱われますが，本マグロの赤身とトロの盛り合わせは，マグロとして同じ種類（同種混合）であるため，**生鮮食品扱い**になります。

問題20　解答　6

〔解説〕豚肉，牛肉などの**名称**のほかに，部位（もも，肩ロースなど）や用途（焼き肉用，ステーキ用など）は業界ルール等により表示されます。**原産地表示**は，「国産」または都道府県名など一般に知られている地名，輸入品には原産国名を表示します。また，近江牛など銘柄名に含まれている地名が主たる飼養地と同一であれば，国産である旨の表示を省略することができます。

問題21　解答　4

〔解説〕アレルギー表示が義務づけられている原材料（**特定原材料**）は，**卵，乳，小麦，エビ，カニ，そば，落花生**の7品目です。選択肢4以外はすべて，特定原材料に準ずるものとして，アレルギー表示が推奨されている原材料です。

問題22　解答　5

〔解説〕5　ノロウイルスを原因とする食中毒は，年間を通じて確認されていますが，とくに多く発生するのは**冬季**です。また，食品を介さない**空気感染**も報告されています。

問題23　解答　3

〔解説〕3　細菌は一般的に熱に弱いため十分に加熱することが大切ですが，加熱処理ですべての**細菌が死滅する**わけではないため，注意が必要です。また，低温保存（冷蔵・冷凍）の場合でも，細菌の増殖がゆっくりになったり停止したりはしますが，死滅するわけではありません。

問題24　解答　3

〔解説〕3　腸管出血性大腸菌O157は，飛沫感染ではなく**経口感染**です。飛沫感染であれば，咳やくしゃみによって飛んだしぶき（飛沫）に含まれている病原体を吸入して感染しますが，経口感染の場合は，病原体が飲食物などを介して口から侵入します。

問題25　解答　5
〔解説〕1 腸炎ビブリオ，2 カンピロバクター，3 サルモネラ属菌は，いずれも**感染型**です。4 黄色ブドウ球菌は毒素型ですが，食品内で毒素を産生する**食品内毒素型**です。これに対し，**ウエルシュ菌**は腸管出血性大腸菌などと同様，食物とともに腸管に達すると増殖して毒素を作る**生体内毒素型**です。ウエルシュ菌は，学校などの集団給食施設での集団感染がみられます。

問題26　解答　1
〔解説〕「滅菌」とは，対象物からすべての微生物を死滅させ，完全な無菌状態にすることをいいます。なお，「殺菌」とは一般に微生物を死滅させる操作（加熱，薬剤処理など）をいい，殺菌しても一部の微生物は生存している場合があります。
2「消毒」，3「除菌」，4「抗菌」，5「静菌」。

問題27　解答　4
〔解説〕4 「腐敗」と「発酵」は，どちらも微生物が食品成分を分解することによって起こる現象ですが，分解される物質の違いで区別しているわけではなく，人間にとって有害なものであれば「腐敗」，有益なものであれば「発酵」とよんでいます。

問題28　解答　4
〔解説〕4 遺伝子はすべての動植物の細胞内にあります。遺伝子組み換え食品を食べても，ほかの動植物の遺伝子と同様，消化管の中で原形をとどめないかたちで消化吸収されるため，その遺伝子の情報が体内に伝わるということはありません。

問題29　解答　3
〔解説〕3 卸売業者は，小売業者に近いほうからではなく，**生産者に近い**ほうから一次卸，二次卸といいます。また，卸売業者は「問屋」ともよばれるため，一次問屋，二次問屋という場合もあります。

問題30 解答 2

〔解説〕 2 **派遣店員制度**とは，メーカーが自社商品を優先的に販売したり，直接顧客のニーズを汲み取る目的で，自社の社員を販売要員として小売店に派遣することをいいます。小売り店側にとっての利点もあるものの，売り場の主導権をメーカー側に握られる等の弊害もみられます。

問題31 解答 1

〔解説〕 1 近年，小売業の現場ではメーカーの影響力は弱まりつつあり，価格の決定権も，従来のメーカー側主導から**小売店主導**へと変化してきています。そしてこれは，消費者を中心とした流通形態である「**消費者起点流通**」のマーケットトレンドに対応した変化といえます。

問題32 解答 2

〔解説〕 2 **ボランタリーチェーン**とは，業種や業態の異なった企業が合流するのではなく，中小小売店等の**同業者**が集まり，共同で仕入れや配送，販売促進などを行うことによって，大手業者に対抗しようとするチェーン店をいいます。

問題33 解答 1

〔解説〕 1 「**値入れ**」とは，仕入れ値に利益を上乗せして売り値を決めることをといいます。選択肢1の記述は，「**値つけ**」の説明です。

問題34 解答 5

〔解説〕 5 大手小売業者の多くは，在庫を増やしたくないこと，総菜や弁当など鮮度を大切にする商品が多いことなどから，ジャストインタイム物流（多頻度小口物流）を導入しています。

問題35 解答 4

〔解説〕 1 「地域一番店」とは，ある商圏内で，高い売上高を誇り，**最も多くの支持を得ている店舗**のことをいいます。

2 飲食店での「アイドルタイム」とは，**来客数の少ない時間帯を**意味します。この間も人件費は発生するため，生産的な時間帯とするための工夫が必要とされます。

3 「カフェテリア」とは，**セルフサービスを採用した飲食施設の**ことです。オフィスや学校などでみられ，大量の食事を短時間に提供できます。なお，選択肢3の記述は「デリカテッセン」についての説明です。

5 「QSC」は**品質**（Quality），**奉仕**（Service），**清潔**（Cleanliness）の頭文字です。飲食業マネジメントにおいては，この3つの視点からレベルの向上を図ることが重要とされています。

問題36　解答　4

〔解説〕物価が上がり続ける現象を**インフレ**，物価が下落し続ける現象を**デフレ**といいます。

1 インフレではなく，**デフレ**の要因になります。
2 インフレではなく，**デフレ**の進行に拍車をかけます。
3 これは「**スタグフレーション**」の説明です。**デフレスパイラル**とは，デフレによって消費者の購買力が低下し，さらなるデフレを招くという悪循環に陥った状態をいいます。
5 デフレが長期化すると，**賃下げやリストラ**，企業の倒産などが起こり，**失業者**が増えるなど，企業だけでなく消費者にとっても望ましいことではありません。

問題37　解答　2

〔解説〕2 野菜や果物といった低カロリーの食料は，カロリーベースよりも**生産額ベース**のほうが，より的確に生産等を反映することができます。

問題38　解答　6

〔解説〕1 ドルを売って円に換えるので，**ドル売り・円買い**が進みます。
2 1ドル＝99円から1円の円高で，1ドル＝98円になります。
3 **円安が進むと輸出業者は売上げが上昇し**，利益が増えます。

　　　　4　円高のとき，輸入品は安く買えるため，一般には価格が下がります。
　　　　5　強い円高のときに，安い労働力と土地を求めて海外に生産拠点を移してしまうため，国内に「産業の空洞化」が起こります。

問題39　解答　2
〔解説〕　2　「食育基本法」は，食育に関する基本理念を定め，総合的かつ計画的に食育に関する施策を推進していくための法律です。選択肢2の記述は「**食品衛生法**」についての説明です。

問題40　解答　3
〔解説〕　1　「リサイクル（再資源化，再生利用）」に関する記述です。
　　　　2　「リデュース（発生抑制，減量）」に関する記述です。
　　　　4　環境や健康について意識の高い人々が追求するライフスタイルとされる「**ロハス**（Lifestyles Of Health And Sustainability）」に関する記述です。
　　　　5　「コンポスト」に関する記述です。

問題41　解答　2
〔解説〕　2　容器包装リサイクル法では，容器および包装のうち，**中身の商品を消費したり分離したりした際に不要となるもの**を「容器包装」として定義しています。そのため，手紙やダイレクトメールを入れた封筒の場合は中身が商品ではなく，また，音楽用CDのプラスチックケースの場合は分離しても不要にならないと考えられることから，容器包装リサイクル法の対象になりません。

問題42　解答　5
〔解説〕　1　これは「**キャッチセールス**」についての記述です。「アポイントメントセールス」とは，「あなたが選ばれました」などと言って電話やメールなどで呼び出して，契約をさせる手口をいいます。アポイントメントとは，（面会の）約束という意味です。
　　　　2　これは「**かたり商法**」についての記述です。

3 これは「マルチ商法」についての記述です。
4 これは「SF商法（睡眠商法）」についての記述です。SFは「新製品普及会」の頭文字です。

記述問題

A 解答　必須アミノ酸

〔解説〕　たんぱく質は，20種類の**アミノ酸**の組み合わせによってつくられていますが，このうち9種類は人間の体内では合成できず，食物から摂取しなければならないため，必須アミノ酸とよばれています。

　　栄養素に関しては，**オリゴ糖**（少糖類），**DHA**（ドコサヘキサエン酸）などの語句にも注意しましょう。

B 解答　プリン体

〔解説〕　煮干し，かつお節，あん肝，白子などに多く含まれています。プリン体を原料とする尿酸が多くなり（**高尿酸血症**），関節に結晶として沈着して痛覚神経を刺激している状態が「痛風」です。

　　生活習慣病関連では，**脂質異常症**のほか，糖尿病の発症に関係する**インスリン**などに注意しましょう。

C 解答　地産地消

〔解説〕　地産地消の発想は，**身土不二**（人のからだと土地は2つに分けられない）や，**土産土法**（その土地で収穫されたものは，その土地の方法で調理保存して食べるのが最も望ましい）といった昔ながらの考え方と結びつきます。

D 解答　米寿

〔解説〕　「米」という字を分解すると，八十八になることがその由来です。

　　「**古希**」「**喜寿**」「**卒寿**」など，賀寿はすべて漢字で書けるようにしておきましょう。

E 解答　特定保健用食品

〔解説〕　健康の維持増進に役立つことを国の審査によって認められ，機能性の表示を消費者庁長官に許可された食品です。一般に「**トクホ**」ともよばれます。なお，2015（平成27）年度から導入された**機能性表示食品**は，事業者の責任において機能性を表示でき，国による審査や許

可は不要とされています（消費者庁長官への届出は必要）。

F　解答　複合原材料
〔解説〕　複合原材料の表示をするときは，「煮物（じゃがいも，にんじん，しいたけ，その他）」のように，複合原材料名のあとにカッコをつけ，その中に，複合原材料に占める割合の多い原材料から順に表示します。

　なお，アレルギー表示の対象とされている**「特定原材料」**と混同しないよう注意しましょう。

G　解答　テトロドトキシン
〔解説〕　フグの卵巣や肝臓に含まれる猛毒です。加熱しても毒性が失われず，死亡率が非常に高いことで知られています。

　このほか，じゃがいもの芽の**ソラニン**，黄色ブドウ球菌が産生する**エンテロトキシン**など各種毒素の名称を確認しておきましょう。

H　解答　セレウス菌
〔解説〕　**おう吐型**は食品内毒素型，**下痢型**は生体内毒素型に分類されます。土壌，水中，ほこりなど自然界に広く生息しています。

　このほか，**カンピロバクター**，**MRSA**（メチシリン耐性黄色ブドウ球菌）など，さまざまな食中毒の特徴から，その原因となる細菌の名称が書けるようにしておきましょう。

I　解答　ミールソリューション
〔解説〕　ミールソリューションは，消費者が抱えている食の問題について共に考え，よりよい解決策を提案していく食生活アドバイザー®の職務とも深く関係しています。

　食事のあり方に関して**「孤食・個食」「欠食」「中食」**などの語句を押さえておきましょう。

J　解答　グリーンロジスティックス
〔解説〕　企業にとって効率的な物流であっても，環境に対しては悪影響を及

ぽす可能性があることから，**環境問題にまで配慮する物流**としてグリーンロジスティックスが推進されるようになりました。

このほかに，ジャストインタイム，サプライチェーンなどの語句も確認しておきましょう。

K 解答　60％
〔解説〕　まず，**粗利益**を次の式で求めます。

　　　　粗利益 ＝ 売上高 － 仕入高
　　　　　　　＝ 100,000円 － 40,000円 ＝ 60,000円

次に，**粗利益率**とは売上高に占める粗利益の割合なので，

　　　　粗利益率 ＝ 粗利益 ÷ 売上高 × 100
　　　　　　　　＝ 60,000円 ÷ 100,000円 × 100 ＝ 60％

記述問題として，本問のような粗利益率のほか，**商品原価率**などを計算で求める問題も出題されています。

L 解答　コンプライアンス
〔解説〕　法令遵守や社会貢献はもちろんのこと，最近では消費者，取引先，従業員，株主といった利害関係者に対して責任ある行動を取ることが，企業の社会的責任として求められるようになりました。

コーポレートガバナンス（企業統治），**サスティナビリティ（持続可能性）** などの語句の意味も合わせて確認しておきましょう。

M 解答　デポジット
〔解説〕　デポジットとは「**預かり金**」という意味です。日本ではビールびんについて，デポジット制（預かり金の払い戻し）が行われています。

「**リターナブルびん**」の意味も確認しておきましょう。さらに，リサイクルに関する法律として，**容器包装リサイクル法**，**食品リサイクル法**などが重要です。

予想模擬試験〈第2回〉解答一覧

1章 栄養と健康		2章 食文化と食習慣		3章 食品学	
問題1	2	問題8	3	問題15	3
問題2	3	問題9	4	問題16	2
問題3	5	問題10	1	問題17	1
問題4	4	問題11	2	問題18	5
問題5	6	問題12	3	問題19	4
問題6	5	問題13	2	問題20	5
問題7	1	問題14	6	問題21	4
4章 衛生管理		5章 食マーケット		6章 社会生活	
問題22	2	問題29	5	問題36	5
問題23	1	問題30	2	問題37	3
問題24	5	問題31	6	問題38	6
問題25	3	問題32	1	問題39	3
問題26	4	問題33	4	問題40	1
問題27	4	問題34	5	問題41	4
問題28	1	問題35	2	問題42	2

記述問題

A	メタボリックシンドローム	H	牛トレーサビリティ法
B	プロテイン	I	アウトレットストア
C	薬食同源（薬食一如，医食同源）	J	POSシステム
D	一汁三菜	K	ホームミールリプレースメント
E	チルド食品	L	国際標準化機構
F	日本農林規格	M	ゼロエミッション
G	ホルムアルデヒド		

1章	2章	3章	4章	5章	6章	記述	合計
／7問	／7問	／7問	／7問	／7問	／7問	／13問	／55問

予想模擬試験〈第2回〉解答・解説

問題1　解答　2
〔解説〕　2　ブドウ糖（グルコース）と果糖（フルクトース）は，どちらも糖質の最小単位である**単糖類**です。これに対し，単糖類が2個つながった二糖類にはショ糖（砂糖），麦芽糖（マルトース）があります。また，**少糖類（オリゴ糖）**とは単糖類が3〜9個つながったものをいいます。

問題2　解答　3
〔解説〕　3　コレステロールは，細胞膜や胆汁酸，性ホルモンの材料になるなど，**生命の維持**にとって欠かせない物質です。コレステロールが多すぎると血管の内壁に沈着して動脈硬化を招きますが，少なすぎると血管がもろくなって，脳出血を起こしやすくなります。

問題3　解答　5
〔解説〕　5　がんや老化を防止する作用が期待できる「若返りビタミン」とよばれているのは**ビタミンE**です。食べる人の状態やそのときの条件などを考慮して摂取するようにしましょう。なお，ビタミンDには，カルシウムの吸収を助け，骨や歯を健康に保つ作用があります。

問題4　解答　4
〔解説〕　4　血圧を正常に保つ，筋肉の働きをよくする，腎臓の老廃物の排せつを促すなどは，カルシウムではなく**カリウム**の作用です。カリウムが欠乏すると，血圧が上がったり，夏バテしやすくなったりします。なお，**カルシウム**は骨や歯の構成成分になるほか，精神を安定させるなどの特性があります。

問題5　解答　6
〔解説〕　**機械的消化**には，口の中での咀嚼のほか，嚥下や消化器官によるぜ

ん動運動なども含まれます。**アミラーゼ**は，デンプンを麦芽糖に分解します。消化された栄養素の吸収は，大部分が**小腸**で行われ，大腸では小腸で吸収されなかった水分やミネラルを吸収し，未消化物を発酵によって分解して，便を排せつしやすいようにします。

問題6　解答　5
〔解説〕　5　ウエイトトレーニングは，短距離走と同じく短時間に強い力を発揮する運動であり，**無酸素性運動**の例です。有酸素性運動の例としては，ウォーキングのほかに，軽いジョギングやサイクリング，スイミング，エアロビクスダンスなどが挙げられます。

問題7　解答　1
〔解説〕　2　インスリンには**血糖値を下げる作用**があり，これが不足したり十分に作用しなかったりすることが，糖尿病の原因となります。
　　　　　3　最近は，子どもでも発症するケースが増えています。
　　　　　4　初期段階で自覚症状の出ないことが糖尿病の特徴です。治療法としては，**食事療法**と**運動療法**の両面によるものが有効です。
　　　　　5　適正なエネルギー摂取を心がけ，毎日規則正しい時間に食事をすることが大切です。糖質をできる限り制限するというのは適切とはいえません。

問題8　解答　3
〔解説〕　3　季節感を大切にするというのは，四季折々の豊かな食材に恵まれた**日本料理の特徴**です。素材そのものの風味を引き出す味つけと，見た目にも美しい盛り付けを重視します。

問題9　解答　4
〔解説〕　1「**会席料理**」，2「**精進料理**」，3「**袱紗料理**」，5「**卓袱料理**」。
　　　　　なお，懐石料理では，精進料理とは異なり，動植物性食品が幅広く用いられます。

問題10　解答　1
〔解説〕 1　**味覚**はもちろんのこと，**嗅覚**や**視覚**，**聴覚**（肉がジュージュー焼ける音など）のほか，歯ざわりや噛み応え，のど越しといったテクスチャー（**触覚**）も含めた五感のすべてが，おいしさに影響を与えます。

問題11　解答　2
〔解説〕 2　掛け軸を正面に見る席ではなく，**掛け軸を背面にした席**または床の間に最も近い席が上座となります。なお，床の間のない部屋では，基本的に入り口から最も遠い席が上座となりますが，夜景などの景色がきれいな部屋では，一番きれいに見える位置を上座としてかまいません。

問題12　解答　3
〔解説〕 3　備前焼（岡山），信楽焼（滋賀）は，**陶器**を代表するものです。磁器では，有田焼（佐賀）や九谷焼（石川）などが有名です。

問題13　解答　2
〔解説〕 2　「ほうとう」は，平打ちうどんとかぼちゃなどの野菜を味噌で煮込んだ料理で，武田信玄の時代から**山梨県**（甲斐国）を中心に作られてきた郷土料理です。

問題14　解答　6
〔解説〕 設問の記述を表す用語は，「**あらい**」です。
1　「**平造り**」は，魚の身を手前に引いて切る，一般的な刺し身のつくり方です。
2　「**糸造り**」は，イカなど身のかたい魚を細く切る刺し身のつくり方です。
3　「**角造り**」は，マグロなど身のやわらかい魚を1～2cm角に切る刺し身のつくり方です。
4　「**湯引き**」とは，魚の身などを熱湯にくぐらせ，すぐに冷水にとって霜降りにすることをいいます。

5 「大名おろし」は，魚のおろし方の1つで，中骨に身が多く残るぜいたくなおろし方をいいます。

問題15　解答　3
〔解説〕　3　化学的加工とは，酸化，中和，加水分解などによって食品自体を化学変化させる加工方法です。これに対し，カビや酵母，細菌など微生物の働きを利用する方法は，**生物的加工**といいます。

問題16　解答　2
〔解説〕　2　**複合原材料**の原材料は，微量であれば表示を省略できる場合があります。たとえば，複合原材料に占める重量の割合が3位以下で，かつその割合が5％未満の原材料は「その他」とすることが認められています。

問題17　解答　1
〔解説〕　2　賞味期限とは，いわば「**おいしく食べられる期限**」という意味であり，期限を少し過ぎたからといって，すぐに食べられなくなるわけではありません。
　　　　　3　かつては製造年月日の表示も義務づけられていましたが，現在は義務づけられていません。
　　　　　4　「牛乳」は，**賞味期限**を表示しているものが大多数です。
　　　　　5　期限の設定は，保健所などではなく，科学的・合理的な根拠に基づき，安全も考慮したうえで**製造業者等**が独自に行います。

問題18　解答　5
〔解説〕　5　生鮮食品に容器包装を施すことが奨励されているということはありません。そのため，容器に入れられたり包装されたりしている場合は，その見やすい箇所に表示しますが，容器・包装がない場合には，**商品に近接した場所**に立て札や段ボールの掲示板などを使って表示する必要があります。

予想模擬試験〈第2回〉解答・解説

問題19　解答　4

〔解説〕4　生体で輸入して日本国内でも飼養した場合，**飼養期間の長さ**によって原産地が決まり，日本国内での飼養期間のほうが長い場合に限り，「国産」と表示することができます。海外での飼養期間のほうが長かった場合は，飼養期間の最も長かった国を原産国として表示します。

問題20　解答　5

〔解説〕5　新巻鮭は，保存用に内蔵を抜いて塩を詰めた**加工食品**なので，生鮮食品の食品表示にはそもそも含まれません。そのほかの選択肢は生鮮食品であり，国産品は漁獲した水域名（あるいは水揚げ港），養殖ものは主な養殖場の属する都道府県名，輸入品には原産国名が表示されており，また，「解凍」「養殖」の表示もされています。

問題21　解答　4

〔解説〕1　この6種類のほかに，**てん菜**，パパイヤを加えた8種類です。
2　**しょうゆ**と**大豆油**は，組み換えられた遺伝子等が加工後に検出されないため，遺伝子組み換え表示の対象とされていません。
3　飲食店などで調理して出すような場合は，遺伝子組み換え表示は必要ありません。
5　遺伝子組み換えでない旨の表示は**任意表示**であり，表示義務はありません。なお，「分別生産流通管理」とは，遺伝子組み換え農産物とそうでない農産物とが互いに混入しないよう管理することをいいます。

問題22　解答　2

〔解説〕2　細菌には病原菌など有害なものもありますが，チーズや納豆，ヨーグルトといった**発酵食品**のように，食品の加工に利用される有用な細菌もあるため，人間生活にとってマイナスにしか作用しない微生物というのは誤りです。

問題23　解答　1
〔解説〕　2　アフラトキシンは**カビ毒**の一種です。
　　　　3　**ボツリヌス菌**（細菌・毒素型）に関する記述です。
　　　　4　**サルモネラ属菌**（細菌・感染型）に関する記述です。
　　　　5　**腸炎ビブリオ**（細菌・感染型）に関する記述です。

問題24　解答　5
〔解説〕　5　生の肉や魚を切った包丁やまな板は，よく洗い，**熱湯**をかけてから使うことが大切です。また，包丁やまな板は，肉用・魚用・野菜用を別々に揃え，使い分けることが望ましいといえます。

問題25　解答　3
〔解説〕　**クレゾール**は，殺菌・消毒の効果はあるものの，臭いが強いことから調理器具や食器には不向きといえます。次亜塩素酸ナトリウムは，塩素系洗剤の主成分ですが，殺菌剤としてキッチン用に使用されるほか，野菜などの食品の洗浄にも使われます。また，逆性石鹸はほぼ無臭です。

問題26　解答　4
〔解説〕　「**熟成**」とは，温度や湿度，時間の経過などさまざまな外的環境によって，食品のうま味や風味が増した状態をいいます。
　　　　1　「腐敗」に関する記述です。
　　　　2　「変敗」に関する記述です。
　　　　3　「発酵」に関する記述です。
　　　　5　「酸敗」に関する記述です。

問題27　解答　4
〔解説〕　4　抜き取り検査を実施するのは従来の手法です。これに対し，HACCPでは，食品の製造・加工工程のあらゆる段階で発生するおそれのある**危害分析**をあらかじめ行い，その結果に基づいて，**重要管理点**を定め，これを継続的に監視・記録することによって製品の安全を確保しようとするものです。

問題28　解答　1

〔解説〕1　食品添加物には，化学的な物質だけでなく**天然添加物**も含まれています。天然添加物とは自然界に存在する植物などから必要な成分を抽出したものをいい，既存添加物（くちなし色素など），天然香料（バニラ香料など），一般飲食物添加物（果汁や抹茶など，通常は食品として食べられるものを添加物として用いるもの）が含まれます。

問題29　解答　5

〔解説〕5　近年，小売業の現場では，大手小売業者などが販売力を発揮して価格主導権を握るなど，**メーカーの影響力は弱まる傾向**にあります。また，商品の品揃えや価格設定が制限される流通の系列化に代わり，メーカー同士，小売業同士といった業界再編成の動きが強まっています。

問題30　解答　2

〔解説〕**建値制**で「メーカー希望小売価格」が設定されることによって，小売・卸売業者とも自由に価格決定ができません。そのため，最近では建値制を廃止して，卸売業者や小売業者が独自の判断で価格を決められる**オープン価格制**を導入するメーカーが増えています。

なお，**リベート**とはメーカーが卸売業者や小売業者に支払う謝礼金のこと，**押しつけ販売**とは有力小売業者が仕入先のメーカーや卸売業者に高額な商品などを買うように強要すること，**委託販売制**とは小売店側が商品を売り切るまでメーカーや卸売業者に代金を支払わず，売れ残った商品は返品するという販売方法をいいます。

問題31　解答　6

〔解説〕**フランチャイズチェーン方式**は，未経験者でも新規出店ができるため，急速な店舗展開につながります。

問題32　解答　1

〔解説〕選択肢以外で「**補完商品**」の例としては，「ホットケーキミックス

とシロップ」「そうめんと麺つゆ」なども挙げられます。
2 これは「死に筋商品」に関する記述です。
3 商品陳列棚の両端に位置する，顧客の目にとまりやすい場所を「エンド」といい，そこに陳列されている商品は「エンド商品」といいます。「日配品」とは，日持ちせず，低温管理を必要とする商品（牛乳，豆腐など）のことで，基本的に毎日配送されます。
4 これは「代替商品」に関する記述です。
5 これは「欠品」に関する記述です。

問題33 解答 4
〔解説〕 4 ジャストインタイム物流では**多頻度小口配送**が行われるため，在庫負担が少なくなるだけでなく，品薄や欠品の危険が高くなるということもありません。

問題34 解答 5
〔解説〕 5 **間食**は，3度の食事では不足する**栄養素**や**水分**を補給するものとして重要です。確かに，過剰摂取は肥満や生活習慣病につながるため注意する必要はありますが，間食そのものが食生活を乱すもとではありません。

問題35 解答 2
〔解説〕 商品ごとの原価率（**商品原価率**）は，その商品の**販売価格**に占める**仕入価格**の割合なので，次の式で求めることができます。

　　商品原価率 ＝ 仕入価格 ÷ 販売価格 × 100

これに与えられた数値を代入すると，
　　商品原価率 ＝ 90円 ÷ 300円 × 100
　　　　　　　＝ 30％

問題36 解答 5
〔解説〕 1 相続税と贈与税は，所得税や法人税と同様，「**国税**」です。
2 **収入印紙**とは，領収書や預貯金通帳，手形など一定の課税文書

を作成した人が，所定の金額の収入印紙をその文書に貼りつけ，消印することで納付する税金（**印紙税**）であり，間接税に含まれますが，郵便切手は郵便代金を支払ったという証であり，税金ではありません。前半の法人税，消費税，酒税の記述は正しい。

3　消費税は，原則として，国内において事業者が事業として対価を得て行う資産の譲渡等および輸入取引を課税対象としています。しかし，取引の性格上消費税の課税対象としてなじまないものや社会政策的配慮から課税しないもの（**非課税取引**）もあり，社会福祉事業等によるサービス，出産費用はこれに該当します。

4　「**年末調整**」とは，給与を支払う際に源泉徴収をしている会社が，毎年12月に年間の給与所得が確定したとき，正確な税額を計算し直して過不足を調整する手続きをいいます。選択肢4の記述は「**確定申告**」の説明です。

問題37　解答　3

〔解説〕　3　日本の食料自給率が低迷している要因は，農業生産が消費者のニーズに対応できず，生産が減少傾向にあることとされ，具体的には，自給率の高い**米の消費が減った**ことや，飼料穀物など大量の輸入農産物を必要とする**畜産物や油脂の消費**が増大したことなどが考えられます。

問題38　解答　6

〔解説〕　**セーフガード**（緊急輸入制限措置）の場合は，関税の引き上げや輸入数量の制限を行います。また，**輸入割当制度**では，輸入割当数量を超過する輸入を禁止します。

問題39　解答　3

〔解説〕　3　残留農薬のポジティブリスト制度は**原則規制された状態**です。使用・残留を認めるものには残留基準を設定しますが，それ以外のものにも一律基準（0.01ppm）を適用し，どちらもその基準値を超えて農薬が残留している食品については販売を禁止します。

問題40　解答　1
〔解説〕　コーポレートガバナンスは，「**企業統治**」と訳されます。
　　　　2　「**持続可能性**」と訳されます。環境問題への取り組みや社会貢献活動なども含めて，継続性を持って企業活動を続けられるようにしようという考え方です。
　　　　3　「**法令遵守**」という意味です。
　　　　4　従業員が現場で得た知識や情報を組織で共有し，活用することによって，問題解決や業績向上に役立てる経営手法をいいます。
　　　　5　企業が経営環境の変化に対応して事業を再構築することをいいます。ただし，日本では人員削減の意味で「リストラ」という場合が一般的です。

問題41　解答　4
〔解説〕　4　**食品関連事業者**には，食品の製造・加工業者，食品の卸売・小売業者，飲食店ほか食事の提供を伴う事業者が該当しますが，家庭で調理を行う者は含まれません。

問題42　解答　2
〔解説〕　2　**製造物責任法**（PL法）によれば，製造物の**欠陥**によって人の生命，身体または財産に被害が生じた場合，製造業者が**無過失**であっても賠償責任を負わせることができます。

記述問題

A　解答　メタボリックシンドローム

〔解説〕 日本語では「内臓脂肪症候群」といいます。皮下脂肪型肥満よりも内臓脂肪型肥満のほうが**生活習慣病**になりやすいとされており，そのため，内臓脂肪症候群に着目した健診が行われています。

肥満の判定法である**BMI**（Body Mass Index）とその計算方法も覚えておきましょう。

B　解答　プロテイン

〔解説〕 プロテイン（Protein）は，ギリシャ語で「**いちばん大切なもの**」を意味する「プロティオス」が語源となっています。

なお，食物繊維のことを英語で「**ダイエタリーファイバー**」ということも覚えておきましょう。

C　解答　薬食同源（薬食一如，医食同源）

〔解説〕 中国には「からだによい食材を日常的に食べて健康を保てば，薬など特に必要としない」とする考え方が古くからあります。これを**薬食同源**または**薬食一如**といい，日本では**医食同源**といいます。

D　解答　一汁三菜

〔解説〕 日本では，一汁三菜（ご飯と汁1品＋おかず3品）という独自の食膳形式がつくり出され，今でも日本料理の基本構成とされています。三菜は，「**焼き物**」「**椀盛り**（煮物）」「**向付**（なますなど）」の3つが一般的です。

「**本膳料理**」「**袱紗料理**」「**茶懐石**」なども漢字で書けるようにしておきましょう。

E　解答　チルド食品

〔解説〕 冷凍食品が－15℃以下（食品衛生法上），業界基準では－18℃以下で保存される食品であるのに対し，チルド食品は，おおよそ**－5℃～＋5℃**で流通し，素材の食感や風味が保たれます。

このほか，**レトルト食品**（レトルトパウチ食品）の意味も覚えておきましょう。

F 解答 日本農林規格
〔解説〕 JAS法は正式名称を「**農林物資の規格化等に関する法律**」といい，JASは「**日本農林規格**」を意味するJapanese Agricultural Standardの頭文字です。**JAS規格制度**は，規格を制定し普及させることによって農林物資の品質改善などを図ろうとする制度であり，規格に合格した製品にだけJASマークを付けることができます。
　JASマークをはじめとする各種のマークを見て，その名称を書けるようにしておきましょう。

G 解答 ホルムアルデヒド
〔解説〕 住宅の建材や内装材などにも，防腐剤，接着剤として使用されており，**シックハウス症候群**（新築や改築後の住宅内で発症する目やのどの痛み，吐き気，頭痛などの症状）の原因としても知られています。
　なお，洗浄・消毒に用いる薬剤関連の語句として，**界面活性剤**，**逆性石鹸**などにも注意しましょう。

H 解答 牛トレーサビリティ法
〔解説〕 正式名称は「牛の個体識別のための情報の管理及び伝達に関する特別措置法」といいます。個体識別番号により，消費者に供給されるまでの**生産流通履歴情報の把握**（トレーサビリティ）が可能となりました。
　BSE（牛海綿状脳症）の原因とされる**プリオン**についても押さえておきましょう。

I 解答 アウトレットストア
〔解説〕 メーカーや卸売業者が，衣料品，靴，かばんなど，自社製品の**過剰在庫品を格安で処分する店舗**のことをいいます。
　小売業の業態として，**パワーセンター**，**ホールセールクラブ**などの語句も確認しておきましょう。

J　解答　POSシステム
〔解説〕「販売時点情報管理」と訳されます。スーパーマーケットやコンビニエンスストアなどのレジでは，バーコードを読み取って精算を行います。このとき，どの商品が，いつ，いくらで，何個売れたかといったデータが記録されています。

マーチャンダイジングに関しては，**機会損失**（チャンスロス），**プライベートブランド**などの語句にも注意しましょう。

K　解答　ホームミールリプレースメント
〔解説〕直訳すると「**家庭の食事に代わるもの**」という意味になります。Ready to Heat（温めるだけで食べられる），Ready to Eat（盛りつけるだけで食べられる）などの形態があり，ミールソリューションの1つの手法として，広く利用されるようになりました。

L　解答　国際標準化機構
〔解説〕ISOとは，International Organization for Standardizationの略です。なお，国際標準化機構が策定した規格自体をISOとよぶ場合もあります。

さらにISO22000（食品安全）に関連して，**HACCP**（ハサップ），**コーデックス委員会**についても押さえておきましょう。

M　解答　ゼロエミッション
〔解説〕一般的には，個々の工場から排出される廃棄物や排ガスをゼロにする取り組みを指す場合もあります。

このほか循環型社会に関連して，**3R**（リデュース・リユース・リサイクル），**LOHAS**（ロハス），**コンポスト**などの語句に注意しておきましょう。

第1回予想模擬試験
解答用紙

1	①	②	③	④	⑤	⑥	22	①	②	③	④	⑤	⑥
2	①	②	③	④	⑤	⑥	23	①	②	③	④	⑤	⑥
3	①	②	③	④	⑤	⑥	24	①	②	③	④	⑤	⑥
4	①	②	③	④	⑤	⑥	25	①	②	③	④	⑤	⑥
5	①	②	③	④	⑤	⑥	26	①	②	③	④	⑤	⑥
6	①	②	③	④	⑤	⑥	27	①	②	③	④	⑤	⑥
7	①	②	③	④	⑤	⑥	28	①	②	③	④	⑤	⑥
8	①	②	③	④	⑤	⑥	29	①	②	③	④	⑤	⑥
9	①	②	③	④	⑤	⑥	30	①	②	③	④	⑤	⑥
10	①	②	③	④	⑤	⑥	31	①	②	③	④	⑤	⑥
11	①	②	③	④	⑤	⑥	32	①	②	③	④	⑤	⑥
12	①	②	③	④	⑤	⑥	33	①	②	③	④	⑤	⑥
13	①	②	③	④	⑤	⑥	34	①	②	③	④	⑤	⑥
14	①	②	③	④	⑤	⑥	35	①	②	③	④	⑤	⑥
15	①	②	③	④	⑤	⑥	36	①	②	③	④	⑤	⑥
16	①	②	③	④	⑤	⑥	37	①	②	③	④	⑤	⑥
17	①	②	③	④	⑤	⑥	38	①	②	③	④	⑤	⑥
18	①	②	③	④	⑤	⑥	39	①	②	③	④	⑤	⑥
19	①	②	③	④	⑤	⑥	40	①	②	③	④	⑤	⑥
20	①	②	③	④	⑤	⑥	41	①	②	③	④	⑤	⑥
21	①	②	③	④	⑤	⑥	42	①	②	③	④	⑤	⑥

記述問題

A	
B	
C	
D	
E	
F	
G	

H	
I	
J	
K	
L	
M	

切取線

第2回予想模擬試験
解答用紙

#	① ② ③ ④ ⑤ ⑥	#	① ② ③ ④ ⑤ ⑥
1	① ② ③ ④ ⑤ ⑥	22	① ② ③ ④ ⑤ ⑥
2	① ② ③ ④ ⑤ ⑥	23	① ② ③ ④ ⑤ ⑥
3	① ② ③ ④ ⑤ ⑥	24	① ② ③ ④ ⑤ ⑥
4	① ② ③ ④ ⑤ ⑥	25	① ② ③ ④ ⑤ ⑥
5	① ② ③ ④ ⑤ ⑥	26	① ② ③ ④ ⑤ ⑥
6	① ② ③ ④ ⑤ ⑥	27	① ② ③ ④ ⑤ ⑥
7	① ② ③ ④ ⑤ ⑥	28	① ② ③ ④ ⑤ ⑥
8	① ② ③ ④ ⑤ ⑥	29	① ② ③ ④ ⑤ ⑥
9	① ② ③ ④ ⑤ ⑥	30	① ② ③ ④ ⑤ ⑥
10	① ② ③ ④ ⑤ ⑥	31	① ② ③ ④ ⑤ ⑥
11	① ② ③ ④ ⑤ ⑥	32	① ② ③ ④ ⑤ ⑥
12	① ② ③ ④ ⑤ ⑥	33	① ② ③ ④ ⑤ ⑥
13	① ② ③ ④ ⑤ ⑥	34	① ② ③ ④ ⑤ ⑥
14	① ② ③ ④ ⑤ ⑥	35	① ② ③ ④ ⑤ ⑥
15	① ② ③ ④ ⑤ ⑥	36	① ② ③ ④ ⑤ ⑥
16	① ② ③ ④ ⑤ ⑥	37	① ② ③ ④ ⑤ ⑥
17	① ② ③ ④ ⑤ ⑥	38	① ② ③ ④ ⑤ ⑥
18	① ② ③ ④ ⑤ ⑥	39	① ② ③ ④ ⑤ ⑥
19	① ② ③ ④ ⑤ ⑥	40	① ② ③ ④ ⑤ ⑥
20	① ② ③ ④ ⑤ ⑥	41	① ② ③ ④ ⑤ ⑥
21	① ② ③ ④ ⑤ ⑥	42	① ② ③ ④ ⑤ ⑥

記述問題

A	
B	
C	
D	
E	
F	
G	

H	
I	
J	
K	
L	
M	

切取線